生殖医療はヒトを幸せにするのか

生命倫理から考える

小林亜津子

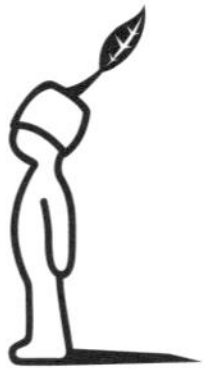

光文社新書

生殖医療はヒトを幸せにするのか　目次

序　章　倫理の追いつかない生殖技術……11
複雑化する親子関係　12
生殖をサポートする技術　14
いのちにかかわる様々なモラル・ジレンマ　16
子孫繁栄は人類普遍のニーズ　22
第一章　生物学的時計を止める
卵子凍結で、ライフプランを意のままに？……27
「50過ぎの女性に生ませていい？」　28
1日に1億個つくられる精子、700万個から減り続ける卵子　32
「生めるときがくるまで」凍結したい　34
不妊はきわめて自然な現象　36
「若いうちに生みましょう」のプレッシャー　38
誰の子でもいいから生んでおいた方がいい？　43
生物学的時計からの解放　44

「妊活」はどこまでが「治療」なのか 47
患部は脳にあるのか？ 身体にあるのか？ 49
植毛は「科学の濫用」にならない？ 52
【コラム1】「不妊カップル」って誰のこと？ 55

第二章 王子様は、もう待たない？

精子バンクと選択的シングルマザー ……… 59

白雪姫と精子バンク 60
結婚抜きで人生をデザイン――選択的シングルマザー 61
精子バンクが少子化を食い止める？ 64
バックアップ・プラン 66
身体的「不妊」と「社会的不妊」 71
父親がいないことをどう伝えるか 73
「きょうだい」を捜せ 77

第三章　自分の「半分」を知りたい！

生殖ビジネスで生まれた子どもたち……81
「提供者」にとってのDI児とは　82
「あなたは533人の父親です」　83
精子だって老化する　85
慶応大学の精子提供　88
父子関係とは？　90
「輸出」「輸入」されるアメリカの精子　91
ドナーのプライバシー保護（秘密保持）　93
精子提供者の秘密をどこまで守るか　95
提供精子で生まれた人にとっての秘密　97
不妊を解決するのではなく、「隠す」ための技術　100
子どもの出自を知る権利　102
子どもに事実を伝えない親　104
新たな大家族の誕生　106

【コラム2】 死後生殖 110

第四章 遺伝子を選べる時代は幸せか?
遺伝子解析技術と着床前診断……113
生まれた瞬間に寿命が分かったら 114
着床前診断とは 116
デザイナーベビーと男女生み分け 119
「子どもには最高のスタートを」 121
生命の選別、生命操作は許されるのか 125
出生前診断(胎児診断)との違い 126
新型着床前診断の波紋 128
発病する確率99% 131
「完璧」なはずなのに…… 134
精子バンクから生まれた天才児 136

第五章　生みの親か、遺伝上の親か

体外受精と代理母出産

体外受精と代理母出産……139
生命操作は「神の領域」　140
「バイパス」としての体外受精　141
精子を「選ぶ」プレッシャー　143
三つの「タブー」　147
「祖母」が「孫」を生む　149
「人工受精型」の代理母——サロゲートマザー　151
「体外受精型」の代理母——ホストマザー　152
母が3人いる！　154
日本からの生殖ツーリズム　156
女性の「生殖機械」化　158
心変わりをした代理母——ベビーM事件　161
どちらが「親」？　163
代理出産は「人助け」か？　164

子宮は他人の卵も受け入れる　166
【コラム3】　5人の親がいる子ども　170

第六章　「ママたち」と精子ドナー
多様な夫婦と新しい「家族」……175
「君の〝提供者〟」　176
バラエティに富んだ家族の誕生　179
「夫」が出産？　181
レズビアン・カップルの「子育て」　183
「あなたの精子で生まれた女性が会いたがっています」　187
レズビアン・マザー・ブーム　189
レズビアン向け精子バンクの登場　191
ドナーとの対面　194
〝ママたち〟と精子ドナーとの対面　196
ほしかったのは、提供者からの「承認」　199

あとがき　203
主要参考文献・資料　211

図版製作／デマンド

序章　倫理の追いつかない生殖技術

複雑化する親子関係

２００1年、四国地方に住む40代の女性が、男の子を生みました。自分の卵子と夫の精子を使って体外受精で生まれた子どもで、遺伝的にはまぎれもなく夫婦間の子どもです。けれども、役所へ行くと「夫の子とは認められない」と言われ、出生届は「非嫡出子」（夫婦間の子どもではない）として受理されてしまいました。

間違いなく夫の精子と妻である自分の卵子で生まれてきた夫婦の子どもなのに……。彼女は「子どもは夫の子である」と、訴えを起こしましたが、最終的に最高裁でも、子どもと夫との父子関係は認められないとされてしまいました。いったいなぜなのでしょうか。

実は、彼女の夫（子どもの父親）は、彼女が妊娠する前（１９９９年）にすでに他界していたのです。

精子や卵子、受精卵の凍結保存技術が格段に進歩し、さらに精巣や卵巣などの性腺そのものの凍結保存（実験段階）も可能となってきました。凍結することによって、精子や卵子、受精卵の「時間」を止める（あるいは遅らせる）ことができます。

たとえば、精子の「時間」を止めることができれば、夫自身が病気や事故で亡くなってしまっても、その凍結保存された精子を使って、残された妻が亡き夫の子どもを生むことができます。これを「死後生殖」といいます。本人亡き後に、その人の「子ども」をつくる――これが現実に可能となっているのです。実際、精子の凍結保存技術は、戦地で瀕死の重傷を負った兵士から精液を採取し、故郷に送ってあげようという発想から生まれたものでした。

夫は白血病の治療前に、自分の精子を凍結保存し、生前に妻の卵子と体外受精を行なっていました。家族は、生前、夫自身も死後生殖を希望していたと証言していますが、夫は感染症で急に亡くなってしまったため、はたしてそれが自分の死と向き合ったうえでの意思なのかは分かりません。

子どもが生まれたとき、すでに父親の死後300日を経過していたため、子どもの出生届は、非嫡出子として受理されました。母親は、亡き夫の精子で生まれた子どもなのだから、夫の子であると、子どもの死後認知の請求をしました。2003年の地裁判決では請求が退けられ、翌2004年の高裁判決では死後認知が認められたのですが、2006年、最高裁は「死後生殖は現行の民法（第772条）が規定しておらず、父子関係を認めることはできない」としました。

死後生殖は技術的には可能だけれども、生まれてきた子どもとの父子関係は法的には認められないということです。遺伝的つながりのある実の親子が、親子と見なされないという事態が発生しているのです。

生殖をサポートする技術

「妊活」という言葉が登場したように、近年、医療技術のサポートを受けて「子どもがほしい」「親になりたい」という希望を叶えようとする夫婦が珍しくなくなってきました。その切実な望みを叶えてくれる可能性を秘めた生殖技術も、日々進展しつつあります。さらに「卵子老化」がセンセーショナルに報道されるなか、婚前「卵活」として、自分の卵子を若いうちに凍結保存しようとするシングル女性が現れるようになってきました。

かつて神の領域をおかす「不自然」な生命操作として、驚きと批判をもって迎えられた「体外受精」も今や「医療」として確立され、ポピュラーな生殖技術となっています。「試験管ベビー」と呼ばれたこの「体外受精」児の出生数は日本でも増え続け、２０１０年には年間２万８９４５人を数えるほどになりました（顕微授精含む）。この年に日本で生まれた子どもの約37人に１人が「試験管ベビー」（体外受精児）ということになります。

さらに、夫以外の男性の精子を使って「子ども」をつくる「人工授精」や、妻以外の女性の「お腹を借りる」代理母出産など、生殖（子どもをつくること）をサポートする様々な技術（生殖補助医療＝ＡＲＴ）が、私たちの前に姿を現してきています。

これらを「不自然だ」と思われる方もいらっしゃるでしょう。けれども、もはや「自然」とは、手つかずの原始的な自然という意味だけではありません。進展する科学技術を受容しつつある社会のなかで、「自然」そのものが人為的に造られ、私たちの「自然」感覚もまた、知らぬ間に大きく変化しているのです。

このような生殖技術の進展は、私たちの伝統的な人間観や家族観、親子関係にどのような影響を与えるのでしょうか。それは「生みたい」女性（あるいは子どもがほしい男性）にとっての「福音」なのでしょうか。それとも「不自然な欲望」を掻《か》き立てることによって、彼らを予想もしなかった苦悩に直面させる新たなモラル・ジレンマの始まりなのでしょうか。

同じ技術はまた、子どもの「生命の選択」の幅をも拡大しつつあります。昨年から日本でも話題になっている「新型」着床前診断では、受精卵の段階で染色体異常を調べて、「病気のない」「健康」に育ちうる胚のみを「子ども」として選んで生むことが可能になります。「元気な子どもがほしい」「よい子が生まれますように」といった願いそのものは、「自然な」親心なのかもしれません。では、「健康な子ども」を生むために、病気や障害をもたない

「健康な受精卵」を「選んで」生もうとすることも「自然」なのでしょうか。あるいは、子どもが勉強に苦労しないように、数学の得意なドナーの精子で子どもをつくりたいと考えることもまた、「自然」な親心なのでしょうか。

いのちにかかわる様々なモラル・ジレンマ

私の専門は哲学で、現在は大学で倫理学を教えています。「教える」というよりも、学生さんたちと「一緒に考えていく」と言った方が正しいかもしれません。

「倫理学」には、明快な「正解」というものがありません。「何が正しいのか」「何がよいことなのか」「どのような生を選択するべきなのか」についての判断は、時代や地域によっても、大きくことなってきます。「生命」に関する倫理的判断を迫られる場合でも、それは同じです。そして、生命科学の絶えざる進歩によって、「前例のない事態」が生じ、新たな倫理問題がつぎつぎと投げかけられているのです。

いのちにかかわるモラル・ジレンマは、様々です。

延命技術の進展により、みずからが望まない姿で「生かされ」続けることになった場合、その生を拒否すること（治療拒否や安楽死）はできるか。「脳死」（人工呼吸器によってつくり出された状態）は「人の死」なのか。遺伝子診断で、治療不可能な病気の発症リスクを診断してもよいのか（本人にとっては、診断結果を聞くことが死刑宣告に近いものとなることもあります）。そして、近年、急速に浮上しつつあるのが、生殖をめぐる倫理問題です――「不妊」は「病気」なのか、生殖技術の利用は「医学的治療」なのか。これは人類（ヒトという種）そのもののあり方を問う、きわめて重要な問題です。

自然界の生物種には、一定の割合で子孫を残せない個体が存在します。人間もしかりです。カップルの1割ほどが、子どものできない「不妊カップル」だと言われます。でも、それは他の生物種と同様、ごく「自然」なことであり、自分が「不妊」であることは、たんなる生物学的な「運」にすぎません。にもかかわらず、私たちは、それを「不運」あるいは「疾患」と捉え、その状態から脱すべく、医療機関で「治療」を受ける「患者」となります。

近年、「体外受精」技術と併せて進展した生殖技術として、生命のもととなる精子や卵子、あるいは受精卵そのものの凍結技術が挙げられます。元々動物に用いていた凍結技術が、ヒトの精子、卵子、受精卵に応用され、その時間を止める（鮮度を保つ）ことができると同時に、空間的にも自由に移動させることができるようになってきました。生命の誕生が、時間と空間の制約を超え始めたのです。

すでにデンマークやカナダ、アメリカ人男性の凍結精子が、国境を越えて、他国の女性たちに人工授精されています。「技術」が商業ベースに載せられ、斡旋《あっせん》業者が登場するようになると、こうした動きはさらに活発化します。生まれてきた「子ども」の遺伝的な親（精子・卵子ドナー）が、互いに顔も知らない異国の男女だったというケースもありえます。

これまで親密な男女のカップル間で行なわれていた生殖が、まったく見ず知らずの男女間で可能になるということは、私たちの生殖、すなわち「子ども」や「親」、または「家族」といった伝統的な価値観、人間観を根底から問い直す事態が発生しているということを意味します。

いや、「男女間」とは限りません。オランダなど「同性婚」を認める国も出てきていますが、「同性間」、つまりゲイカップルやレズビアンカップルも、このような「生殖技術」を利用して「自分たちの子ども」を得ているのです。

技術が高度に進展していく状況のなか、現代に生きる私たちは、つねに未知の問題に直面する可能性をもっています。事態によっては、既成の法律や倫理の判断枠では対処できなくなることもありえます。生命操作、自然の摂理、人間の幸福追求権といった言葉が、頭に浮かぶかもしれません。これらはいずれも、本書を貫く重要なキーワードとなります。

さらに、つぎつぎと新たな展開を見せる（不妊カップルを魅せる）「生殖技術」の進化の陰には、すがるような思いで「技術」を利用しようとする人びとの切実な心情があります。技術はニーズに沿って進展するといわれます。端から見れば、一見、理解しがたい生殖技術に見えても、そこには必ず、それぞれ切実な事情を抱えながら「子どもがほしい」と望む（あるいは悩む）生身の人間がいます。生殖技術の倫理問題を考える際には、彼らの置かれている状況についても考慮する必要があるでしょう。

とくに日本の生殖医療の状況を知るにつれて分かってくるのは、生殖技術を利用して「子ども」をもちたいと希望する人たちの心情と、それに対応しきれない日本の法制度や日本産科婦人科学会（以下、学会）のガイドラインとの間の距離、そして、どうしても子どもがほしい（あるいはいつか生みたい）と望むカップル（あるいはシングル女性）と、その当事者以外の人たちとの間の埋めがたい「温度差」です。これは本書を貫く通奏低音となっています。

読み進めるにつれて、こうした技術を利用することにつよい抵抗感を抱く人もいることでしょう。「科学の濫用だ」と。確かに、「子どもがほしい」「生めるうちに精子バンクで子どもをつくりたい」「レズビアンのカップルでも子どもがほしい」など、従来の「家族」観をくつがえすような技術の利用がなされています。技術の助けを借りて「子ども」をもちたいと希望する人の心境は、そうした状況にない人たちにとっては、理解しがたいものなのかもしれません。

この「温度差」が生じるのには、それなりの理由があります。体外受精や代理母出産、人工授精などはいずれも、本来の意味での医学的治療とはことなる性格をもっているからです。たとえば、体外受精は「バイパス医療」と呼ばれています。1978年に、世界初の「試験管ベビー」ルイーズ・ブラウンを出産することになる女性は、卵管閉塞（卵管通過障害。卵子の通り道がふさがり排卵できない状態）という生殖への障害をもっており、卵管が詰まっていて、彼女の卵子と夫の精子が出会えないでいました。「卵子が通れないのなら、そこにバイパスをかけてみては」という彼女自身の言葉をヒントに、生理学者のエドワーズと産婦人科医のステプトゥーは、卵子を体外に取り出して、シャーレと呼ばれる培養皿のなかで、夫の精子との出会い（受精）を実現させました。自然の生殖プロセスに手を加え、卵管内での自然な受精に代わって、体外受精というバイパスをかけたのです（第五章141頁以下で詳述）。

ＤＩ（Donor Insemination）、つまりドナー精子を使った人工授精は、夫の精子では妻が妊娠できない場合に、夫以外の男性の精子を妻の子宮に人工的に送り込んで「子ども」をもうける方法です。この行為は「姦通」と批判されたこともありましたが、男性側に原因のある不妊で悩む人たちの「治療」として、日本を含む多くの国で行なわれています。この場合は、もはや夫婦間の「バイパス」ではなく、「子どもをもつ」という目的を叶えるためだけの手段と言えます。

医療が進みすぎたという人もいるかもしれません。けれども、これらは、ある意味では「医療の限界」を示しているのです。現在の医療技術によっては、本人の卵管閉塞を治せない、夫の無精子症そのものを治すことができないから、やむを得ず、体外受精で人工的にバイパスをかけたり、わざわざ夫以外の他人の精子で子どもをつくったりするのです。医療の本来の目的は、問題のある患部そのものを治して正常にすることであるのに、それが現在の技術では不可能だから、患部そのものの治療をせずに（できずに）、別の方法で「子どもがほしい」という本人たちの希望を叶えようとするのです。

夫の精子と妻の卵子とで体外受精を行なうのなら、まだ、医療で「バイパス」をかけただけという見方ができますが、ドナーの精子を使う人工授精では、他人の精子で、妻が夫以外の男性の子どもを生むのです。それが「治療」なのでしょうか。

あるいは、代理母出産はどうでしょうか。自分では受精できる卵子もなく、妊娠できる子宮ももたない女性が、他の女性から「卵」をもらい、「腹」を借りること（代理母出産）が「治療」と言えるのでしょうか。

子孫繁栄は人類普遍のニーズ

このように、生殖医療が「科学の濫用」と言われたり、そのニーズと無関係な人たちから冷やかに見なされやすかったりする理由の一つは、それが生殖の障害となっている患部そのもの（卵管や造精機能、子宮）を治す「根治治療」ではないからです。体外受精もＤＩも代理母出産も、この意味での「医学的治療」ではありません。それは、患部そのものは治せないけれど、別の方法で、「子どもができない」という苦悩から本人たちを救い出す（あるいは、希望を叶える）「救済治療」なのです。

「救済治療」は決して珍しいものではありません。日常的に行なわれている「救済治療」の例として分かりやすいのは、近視の人に処方されるコンタクトレンズやメガネでしょう。

私も裸眼の視力が０・０５なのですが、コンタクトレンズを装着して１・５に矯正しています。これも本来は、技術を駆使して近視そのものを治すのが医療行為、すなわち「根治治療」なのですが、現代の医療技術ではそれができないので、外から人工レンズをあてがって視力を補い、「見えにくい」という不便さから本人を解放するという「救済治療」を行なっているわけです。「救済治療」はある意味、医療そのもの、「根治治療」の限界を示しているという見方もできます。

このことをより明瞭に示しているのは、臓器移植でしょう。

臓器移植は根治治療ではありません。臓器移植しなくてはいけないということは、現代の医学では、患者本人の臓器の病気そのものは、もう治せないということです。慢性腎不全や拡張型心筋症、肝硬変などは、現代の医学では治せないから、やむを得ず、拒絶反応や免疫抑制剤の副作用等のリスクを許容して、他人の臓器をあてがっているのです。言い方を変えれば、根治治療ができないから、他人の臓器をもらって患者を「救済」しようと考えるわけです。その意味で、臓器移植もまた、医療の進歩というより、医学の限界（根治治療の限界）を示しているのではないでしょうか。

本書でお話しする生殖医療も、これと同様の特徴をもっています。ただし、臓器移植の場合とはことなり、生殖医療では必ずしも本人の生命が危険にさらされているというわけではない（本人の健康には関係がない）ということが、大きな違いです。そして、このこともまた、生殖医療が倫理的に疑問視されやすい要因となっています（第一章で詳述）。

そして、もう一つ、生殖技術に特徴的なのは、その技術によって、新たな「人格」が誕生することです。人工生殖によって生まれてきた「子ども」たちもまた、成長し、私たちと同じく感情や意思をもつようになる生身の人間です。「自然」な生殖ではないみずからの出生について思い悩んだり、親に対して複雑な想いを抱くことになったり、あるいは、生まれてきたことを感謝しつつも、「自然に」生まれた人とはことなった人生観やアイデンティティをもつようになるかもしれません。

自分が「お金で買った」精子という「モノ」から生まれたとか（精子バンク）、「母」のお腹から生まれていない（代理母出産）、といった事実は、子どもたちの人生にどのような影を落とすのでしょうか。技術を利用する当事者の「幸福追求権」や「自己決定権」だけではすませることができないのが、生殖技術の倫理問題のもう一つの大きな特徴なのです。

イギリス北部で、ローマ帝国の占領下にあった3世紀頃のものと思われる、埋葬された男性の白骨が発掘されたという話を聞いたことがあります。その男性の口のなかには、死後に赴く世界で生殖能力が必要になるときに備えて、2個の石が入れられていたそうです。この世の生を離れてもなお、「家族をつくりたい」「子どもをもちたい」と、子孫繁栄を願っていた彼らの想いは、生殖技術の発達した現代に生きる私たちにも通ずる、人類普遍のニーズなのでしょうか。

生殖技術に批判的な人も、その利用を考えている人も、すでに技術で子どもを抱くことのできた人も、あるいは生殖技術で生まれてきた人も、本書のなかでいったん自分自身の視点を抜け出して、様々な立場に置かれた人たちの状況や心境のなかに、自分を移し入れてみてはいかがでしょうか。

科学技術が倫理や法律に先行している現在、その是非を考える前に、まず、最前線で、技術とニーズ、技術と人間性の調和を図ろうとして格闘する当事者たちの声に耳を傾けてみたいと思います。

第一章　生物学的時計を止める

卵子凍結で、ライフプランを意のままに？

「50過ぎの女性に生ませていい?」

ニューヨークに住む30代独身の弁護士ミランダは、産婦人科に検診を受けに行きました。検査の結果、医師から右側の卵巣の排卵が止まっていることを告げられると、ショックを隠せない彼女は、思わず医師に聞き返します。

「卵巣ってストライキするんですか!?」

その日の晩、ミランダは気の置けないキャリー ら3人の友人の前で、やけっぱちになりながらつぎのように言い放ちます。

「原因は一つ。右の卵巣、私が結婚して子どもを生むことなんてないんだって投げたのよ。私が勝ち目のない事件を投げるのとおんなじ」

「でも、左側は出てるんでしょ?」と聞くキャリーに、ミランダは嘆《なげ》きながら言います。

「私は生物学的に落第なんだわ。皮肉よね。ハーバードまで行った女の卵巣が……」

それまでボーイフレンドと付き合っていて、用心深くピルを飲んでいたミランダでしたが、彼と別れ、さらに卵巣が機能しないことを聞いたショックから、今度は卵巣刺激ホルモン(排卵を促すホルモン)を飲むようになっていました。

翌日、仕事仲間の男性とのディナーの席でも、彼女はこの話題を持ち出しました。

「最近、今まで想像もしなかったことをやろうかどうしようか考えているの」

「どんなこと？　ぜひ聞きたいね」

「最近、卵巣がストを起こして、排卵がうまくいってないの。……いい方の卵巣も停止しちゃったら子どもがつくれなくなっちゃう。いちおうホルモンは飲み始めたけど、でも卵子を冷凍保存しようかなと思っているの」

　それを聞いた相手は、驚いてしまいます。

「卵子を冷凍保存!?」

「そう。精子バンクならぬ卵子バンクってやつよ。それでプレッシャーがなくなると思う。いつまでにつくらなきゃっていう時間制限もなくなるし」

　相手はとんでもないといった口調で、「でも、他の問題がドッと出てくるよ」

「あら、どんな？」

「どんなって……そもそもああいう生殖医療ってどんな意味があるの？　子どもがほしいからって、50過ぎの女に生ませていいって思う？」

　相手はなおもこう続けます。

「子どもをつくらない方がいい人間もいるよ。たぶん世の中ってそうやって弱者を淘汰してるんじゃない。ヘン！　でしょ？　これ（生殖医療）って科学の濫用だと思うね、僕は。今にブランド物の精子やシミュレーション子宮なんてものも出てくる。いっそのこと、世界中の男を消してしまったらどうかねぇ」

あきれきった表情で相手の言葉を聞いていたミランダでしたが、最後の台詞を聞くと、もっていたグラスをテーブルに叩きつけながら、感情を爆発させました。

「ちょっと！　頭の上で二期作している男に科学の講義を受けたくない（相手の男性は、最近、植毛を始めていました）！　何様のつもりだ!!」

それ以来、ミランダはホルモンの服用をやめてしまいました。彼にあんなことを言われたからではありません。まだ33歳だし、左の卵巣も今は正常なので、「見切り」をつけるには早いと思ったからです。帰宅後、彼女は自宅の冷凍庫を開けながら考えます。

（たぶん、いつかは卵子を冷凍するかもしれない。でも今はまだ……）

卵子の凍結保存は、とりあえず延期となります。

（『セックス・アンド・ザ・シティ』シーズン2　エピソード11「恋愛の進化形」"Evolution"）

このエピソードを読んで、みなさんは今、どのような感想をお持ちでしょうか。

ミランダに熱く「科学の講義」を語った男性のように、「卵子凍結なんてあり得ない！　狂気の沙汰だ」とあきれていますか。あるいは「科学者はまったくとんでもないことを考えるもんだ。自然の摂理を無視した生殖医療によって、女性の選択の自由が広がったら、世の中がおかしな方向に行くのではないか」という不安や疑念を抱いているのでしょうか。

確かに新たな科学技術、医療技術が登場したとき、そのような技術と人間性との調和が図れるかどうかということが必ず問題になってきます。

他方で、ミランダに共感を覚える人もいるでしょう。

「自分の〝生物学的時計〟を意識した彼女の不安は、よく分かる。女性がキャリアを積む時期と出産の〝適齢期〟は重なっているから、〝仕事〟か〝出産〟かという究極の悩ましい二択が、つねにキャリア女性たちの頭にはある」と。

そして「このような苦悩を解決し、彼女たちが〝仕事も出産も〟手に入れることができる方法があるのなら、それ（卵子凍結）を利用してもよいのではないか」と思うかもしれません。人間が生殖技術へアクセスする権利を、人間（この場合は女性）の「幸福追求権」という観点から認めようとする考え方です。

このドラマに登場する女性たちは皆、自分の才能を生かして一定の社会的ステイタスを築きあげながらも、恋愛にだけは学習能力を発揮できず、恋に傷つき、時にひどく落ち込みつつも、たくましく、ポジティブに生きています。彼女たちが時として恋を焦り、結婚を夢見てしまうのは、暗に自分の「生物学的時計」を意識しているからでしょうか。

1日に1億個つくられる精子、700万個から減り続ける卵子

ミランダのように、30代（あるいは40代）でキャリアを積んできている女性は、自分の生殖能力が知らぬ間に失われつつあることに、なかなか思い至る機会がありません。20代のときから、「いつかは生みたい」、あるいは、「いつでも生める」と思い込んでいたのに、ふと気がつくと、自分の「生物学的時計」の壁（出産のタイムリミット）が思った以上に近くに迫っていることがあります。

女性たちの「いつでも生める」という思い込みを根底から覆したのは、「卵子の老化」という衝撃的な事実でしょう。つねに新しくつくられる男性の精子（1日に約1億個と言われます）とは違い、女性の卵子は生まれたときから体内にあり、決して増えることはなく、本人と共に年を重ねます。その数は、胎児のときには700万個あったものが、生まれるときは200万個まで減少します。どんなに見た目を若く保つことができても、卵子のエイジング

を止めることは不可能だと言われています。

卵子が老化すると受精卵が育たないケースが増えてきます。夫婦どちらにも疾患等がないのに妊娠できないケースの主な原因が、卵子の老化だと言われます。「卵子も年を取る」――初めて聞くとかなりショッキングです。こうした卵子の老化については、最近になるまであまり知られることはありませんでした。

野田聖子議員は、体外受精を試みても自分の卵子では子どもができず、米国で卵子ドナーから卵子提供を受けて妊娠し、50歳で出産しました。そして、出産から2週間後に子宮を摘出。しかも、生まれてきた子どもに重篤な障害があるという壮絶な出産でした。先の男性の発言「50過ぎの女に子どもを生ませていいと思う?·」のように、「生める年齢を超えて生もうとした」ことに対して批判が集まりました。

彼女は「卵子の老化」を知らなかったから出産を先延ばしにしていた、と語っています。女性の生殖能力が思った以上に早い時期から低下し始めるということは、やはりまだあまり知られていなかったのです。

「生めるときがくるまで」凍結したい

卵子の老化は、子どもを望む夫婦だけでなく、独身女性にとっても切実な問題です。NHKクローズアップ現代『産みたいのに産めない――卵子老化の衝撃――』（2012年2月14日）には、卵子が老化することを偶然インターネットで知ったという、33歳の独身女性が登場します。

「手が震える感じ。〝え〜〟みたいな。考え出したら眠れなくなりました」

彼女が社会に出たときは就職氷河期。派遣などの非正規社員として働いてきましたが、30歳を過ぎると派遣先は徐々に減り、現在は資格を取ろうと、仕事以外の時間を勉強に費やしています。

交際している男性もおらず、結婚相手を見つける余裕もない。彼女は、昨年、ある決断をしました。卵子の凍結です。都内のクリニックで、液体窒素によって自分の卵子を凍結保存してもらい、「いつか生めるときがくるまで」卵子の老化を止めたのです。冒頭のミランダが考えていた「卵子凍結」ですね。これは婚前「卵活」とも呼ばれており、海外では「予防医療」として用いられています。

日本では、がん患者が治療の影響によって卵巣の機能を失うことを防ぐ（卵子を守る）ために用いられていた技術で（学会の臨床研究として、事実上、承認されています）、それ以外の目的で、未婚女性の卵子を凍結することについては、ガイドラインでの対応がありませんでした。最近になって、独身女性のつよい要望を受け、卵子凍結を受け入れる医療施設も現れ始め、２０１３年11月、日本生殖医学会がガイドラインを改定し、未婚女性が将来に備えて卵子凍結をすることを事実上、容認するようになりました。その際、がん患者が治療を受ける前に卵子を凍結することを「医学的適応」、「卵活」として将来に備えて卵子凍結を行なうケースを「社会的適応」と区別しています。

しかし、卵子凍結は、精子や受精卵の凍結などよりもはるかに難しく、技術的にはまだ確立したとは言えない段階にあります。凍結・解凍という物理的な変化を加えるなかで、卵そのものが変性したり、破裂してしまったりすることも考えられます。さらに、将来、解凍した卵子を受精させても確実に子どもが生まれるわけではなく、その確率も決して高くはありません。

たとえば白血病の独身女性が、治療によって卵巣の機能を失う前に卵子を保存したいと考えるとき、卵子凍結の技術の未熟さを懸念し、婚約者の精子、あるいは精子バンクの赤の他人の精子と自分の卵子を受精させ、わざわざ受精卵にして凍結するケースもあります（その方が妊娠率は高くなります）。

それでも、都内のクリニックに卵子を預けたこの女性は、「将来の仕事と出産の可能性を残すにはこの方法しかなかった」と言います。

「生める時期と仕事の時期が重なっちゃって、リミットが迫っているので」

彼女は、自分の凍結卵子の写真を大事にもっています。

「この写真はどんな存在ですか？」という問いに、彼女はこう答えます。

「お守りですね。はい」

この「お守り」には、女性のどのような想いが込められているのでしょうか。「いつか生みたい」という祈りでしょうか。あるいは「いくつになっても生める」という希望なのでしょうか（ただし、採卵できるのは40歳まで。自分の子宮で「生めなくなる」閉経後は凍結期間の延長はできないことになっています）。

不妊はきわめて自然な現象

この「卵子凍結」、読者のみなさんは、女性の幸福追求の一手段（お守り）として認めてもよいと思われるでしょうか。独身女性が自分の卵子を凍結するというケースだけではなく、先の野田聖子議員のように、すでに卵子老化に苦しんでいる女性へ、若い女性の凍結卵子を「提供する」という方法もあります。

ミランダの話を聞いて驚いた男性のように、このような生殖医療は「科学の濫用」だと思いますか。「そこまでしなくても……」とか、人間の生と死が（一定の範囲を超えて）コントロールできないのと同様に、「子どもは授かりもの」という気持ちもあっていいのではないか、と思う方もいらっしゃるでしょう。「子どもができない」ということは、本人自身の生命や健康状態に直接かかわることではないだけに、人工的に生殖に関与することは、「自然に逆らう」とか「わがまま」などと見なされやすいかもしれません。

しかし、「コウノトリのご機嫌にまかせる」という割り切りは、現実にはなかなか難しいことです。

確かに不妊はたんなる「生物学的な運」です。どんな生物種にでも、一定の割合で子孫を残せない個体が存在します。ヒトという種であっても、不妊の人が一定数いるということは、きわめて「自然」なことです。それ自体は、道徳的に悪いことでも、「不幸」でもありません。「自然現象」なのですから。ところが、「不妊」という現実に直面した人たちは、自分を「不運」「不幸」と捉えてしまいがちです。みずからが（自分たち夫婦が）「不妊」であることを知り、ショックを受けてしまった人たちにはグリーフケアが必要だと言われるくらいです。加齢による卵子老化も、それ自体はたんなる「自然現象」なのですが、女性たちはなかなかあきらめきれず、「何でもっと若いときに生んでおかなかったんだろう……」と自分を責めてしまいがちです。

その背景の一つとして挙げられるのは、女性や生殖に対する社会の価値観や意識ではないでしょうか。

柳澤元厚生労働大臣の「女性は生む機械」発言や、石原元都知事の「ババァ発言」のように(これは裁判になりましたね)、現代社会には、やはり依然として女性の社会的価値が出産にあるという見方が根強く残っているように感じられます。女性自身がこのような価値観を自覚のないまま自身のうちに内面化し、「生みたい(というより、生まなければ)」という想いに駆られていることもあるのではないでしょうか。キャリアを積んできた優秀な女性たちだからこそ、「生物学的に落第」ということにつよい抵抗を感じてしまうのです。

「若いうちに生みましょう」のプレッシャー

また、「卵子の老化」が注目を集めた結果、「若いうちに生みましょう」というプレッシャーが、新たに女性たちにのしかかってきているように思えます。

仕事に専心しているうちに「卵子の老化」が進行し、「ほしいのに授からない」という悩みを抱えるようになる女性は、確かに少なくないでしょう。先ほどの番組を製作したＮＨＫによるアンケート調査でも、20代から30代前半にかけての社会人としての「成長期」であるキャリア形成の時期と、女性の妊娠適齢期とは重なり合っており、「男女雇用機会均等法」の成立以降、男性と同じ時期に入社してきた「均等法世代」のうち、妊娠適齢期に卵子の老化を知らずに、仕事に専心してきた女性が大勢いたことが分かりました。

けれども、必ずしも卵子の老化を「知っていたら早く生めた」というわけでもありません。さきのＮＨＫのアンケート調査で、「卵子の老化を知らなかった」と答えた女性に「知っていたら、もっと早く妊娠や出産を考えたと思いますか」という質問をしたところ、35歳以上の女性に絞った結果では、「卵子の老化を知っていたら、もっと早く妊娠や出産を考えたと思う」という女性は65％で、「思わない」は４％、「思うが実現はできなかったと思う」と答えた女性が31％でした。

「思うが実現はできなかったと思う」理由として、「学業やキャリアが、妊娠・出産によって中断されること」が22％、「職場など周囲の理解がなかったため」が18％で、キャリア形成を理由にした人たちが最も多いという結果になりました（ＮＨＫ取材班『産みたいのに産めない——卵子老化の衝撃』文藝春秋、２０１３年、52頁）。そしてつぎに「経済的理由」が続いています。

さらに「その他」と答えた女性も多く、その理由を記述してもらったところ、半分以上が「結婚が遅かった」「相手にめぐり合うチャンスがなかった」という回答でした（同右）。

そもそも「生む」ということは、誰かの子どもを生むということであり、相手が誰でもいいわけではありません（精子バンクを利用する女性だって、ドナーの学歴や身長などを考慮します）。「父親」となる男性との出会いは、それこそ「縁」であり、女性が自分でコントロールできるものではありません。「婚活」したって、生涯を共にしたいと思える人にすぐに出会えるわけではありません。

仕事をもつ現代女性の多くは、アラサー（30歳前後）になると、「仕事は好きだけど、このまま家庭をもたない人生でいいのだろうか」と悩んだり、「子どものいる人生か、子どものいない人生か」と、人生選択の岐路に立ったりすることが一度はあるのではないでしょうか。そのとき、具体的に結婚を考えている相手がいることもありますが、結婚を考えられるパートナーがいないこともあります。

図1　高齢初産をした女性140名がそうなった理由を回答したインターネット調査

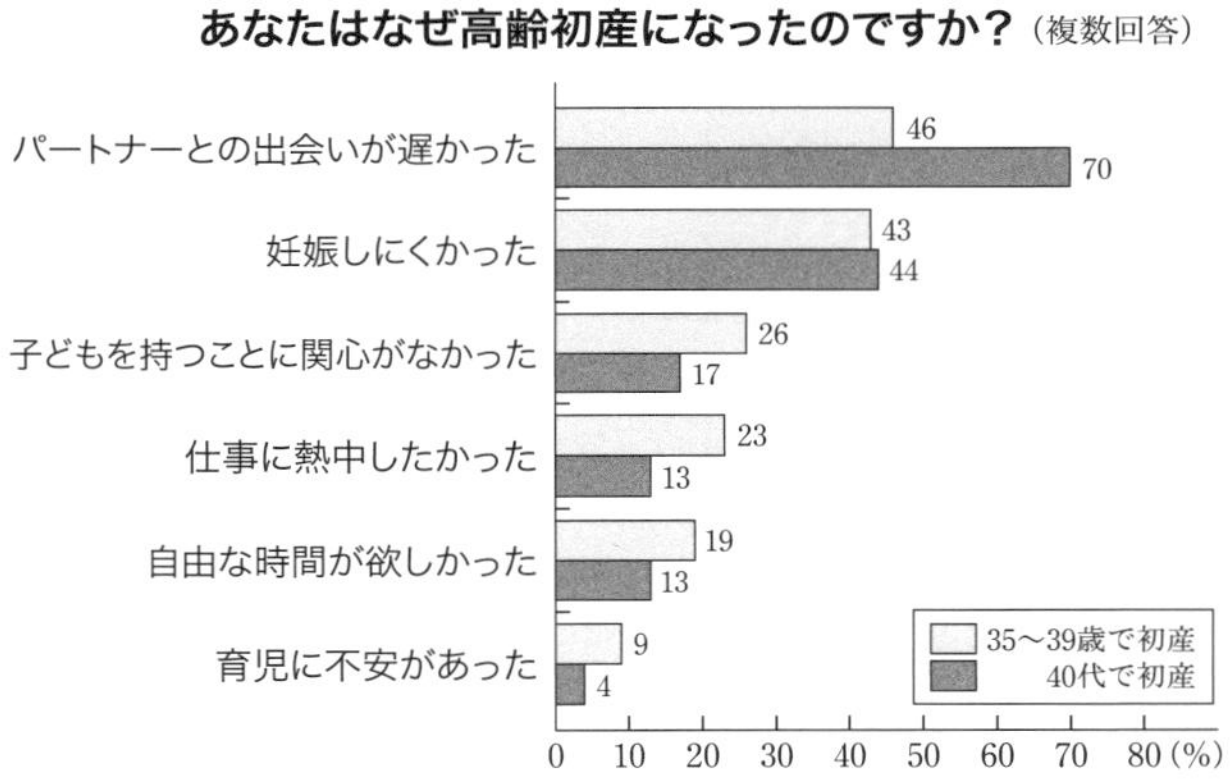

出典：河合 蘭・ベビカム共同調査 2010年より

出産・育児情報サイト「ベビカム」と出産ジャーナリストの河合蘭氏が共同で行なったインターネット調査で、高齢出産をした女性１４０名に「あなたはなぜ高齢出産になったのですか」（複数回答）という質問をしたところ、「パートナーとの出会いが遅かった」という回答が40代の初産で70％、35〜39歳の初産で46％を占めていました（河合蘭『卵子老化の真実』文春新書、２０１３年、57頁）。２番目に多かったのは、「妊娠しにくかった」という回答で、パートナーとの出会いが「遅く、その結果、「生みたい」と考えたときに妊娠しにくくなってしまっていることが見えてきました（図1）。

晩産化は、必ずしも女性が積極的に選択し

図2　異性の交際相手を持たない未婚者の割合

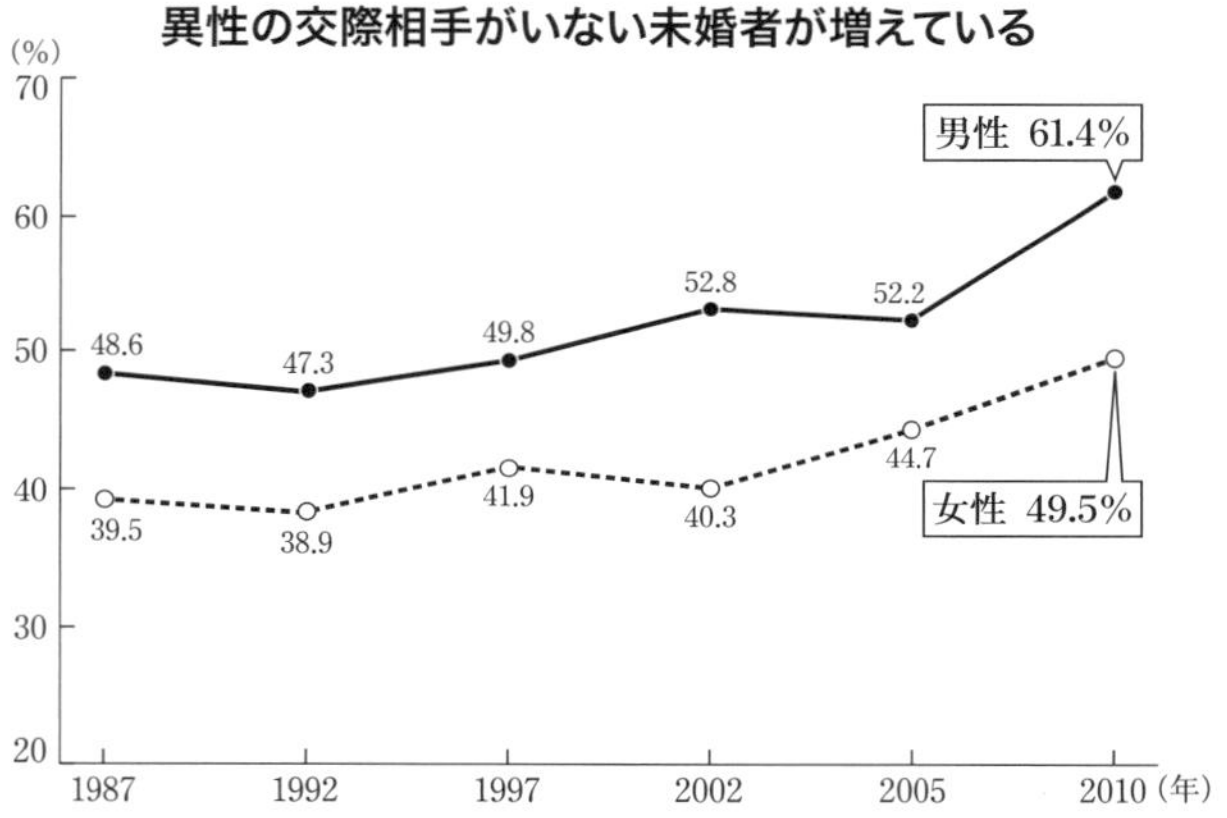

出典：国立社会保障・人口問題研究所「第14回出生動向基本調査（2010年）」より

たライフデザインではないということです。自分のキャリアが築けるまで「生みたくない」という「わがまま」や、みずから望んで「妊娠を後回しにした」わけでもなく、「生みたい」気持ちはあってもパートナーがいないということもあるのです。たとえ生物学的時計の針が進んでいく音を、身をもって感じていたとしても、結婚やパートナーとの縁は、女性が自分一人でコントロールしきれるものではありません。

「第14回出生動向基本調査」によると、異性の交際相手のいない未婚者が最近になって急速に増加していることが分かります。異性の交際相手をもたない未婚者は、男性では61・4%、女性では49・5%となっています（図

2）。つまり、晩産化は男女双方の晩婚化に根差しているもので、女性の「わがまま」や「無知」によるだけではないということは、男性にもぜひ知っていただきたいと思います。

誰の子でもいいから生んでおいた方がいい？

私の属している研究者の世界でも、女性研究者のうち、独身でない人は、学生結婚か晩婚かに分かれる傾向にあります（男性でもその傾向が見られます）。学生結婚のチャンスがなければ、「学会デビュー」して業績を積み上げていく20代半ばから30代にかけて研究に専心していくうちに、「適齢期」（妊娠も含めて）を逃してしまいがちになるという部分は「均等法世代」の女性と似ているかもしれません。そして、そのまま独身を貫くか、あるいは大学のポストに就いた後にひょんな出会いが舞い込んできて結婚するという晩婚型になるかです。

私が大学院生だったとき、年配の男性研究者から「誰の子でもいいから、子どもだけは今のうちに早く生んでおいた方がいい」とご丁寧に「忠告」され、怒り心頭に発したことがあります。「卵子老化」「不妊」「晩産化」などと聞けば、現代女性の置かれている切実な状況を知らない「外部」の人たちは、みすみす妊娠「適齢期」を通り過ぎていく女性たちに歯がゆい思いを抱くのかもしれません（しかし、今でもこのことを思い出す度、これはひどいセクハラ発言だったという憤りは残っています)。

同じように、「卵子老化」についての知識を普及させ、それによって女性たちに「若いうちに生みましょう」と呼びかけること(2013年、導入が検討された「女性手帳」案など)は、彼女たちに意味のない不条理なプレッシャーを与えることにもなります。女性に「生む性」としての社会的価値を押し付け、不妊の原因がすべて女性側にあるかのような誤解を与えるという弊害もさることながら、「生む」ということは、必ずしも女性自身の意思だけで実現できるとは言いがたいからです。そこが、子宮がん検診や乳がん検診の受診を推奨することとの大きな違いだと思います。

生物学的時計からの解放

だから、「若いうちに」卵子の老化を止めておきたいのです。

さっき、ミランダが言っていましたね。

「精子バンクならぬ卵子バンクってやつよ。それでプレッシャーがなくなると思う。いつまでにつくらなきゃっていう時間制限もなくなるし」

自分の凍結卵子を卵子バンクに預けておけば、「いつまでに」というプレッシャーや時間制限から解放されることになります。出産のタイムリミットを設定する「生物学的時計」は卵子にあるので、凍結によって卵子の「時間」を止めればいいのです。現在の研究では、女性の生む能力そのものは、年齢を経てもさほど変わらないということが分かっています。若い卵子があれば、本人が40歳以降になっても妊娠・出産が可能になるということです。最近では、67歳や70歳の女性が出産したという海外のニュースが報道されました。これらはいずれも、若い女性の卵子提供を受けて出産したケースです。

30代前半くらいまでの女性であれば、自分の卵子を凍結しておくことによって、卵子の時間を若いままで止めておくことができます。出産のタイムリミット、すなわち「生物学的時計」から解放されることになります。女性がキャリアを確立させたり、経済的な安定を図ったりしてから卵子を返してもらって、体外受精で子どもをもつという選択が可能になります。

女性が「子ども」をつくる時期を、自分のライフプランのなかに自由に組み込めるようになるかもしれません。30代まではキャリアの確立に専心し、40代になって社会的ステイタスを固めて経済的安定が得られるようになってから「子ども」をもうけるとか、60代になってから、あるいは定年退職してから子どもを生んで、家庭生活が中心の第二の人生をスタートさせるといったライフプランも登場するかもしれませんね。

ここで、先ほどの男性の言葉が思い起こされます。

「子どもがほしいからって、50過ぎの女に生ませていいって思う?」

当人たちの切実さとは裏腹に、「生みたい」願望の外にいる人たちにとっては、生殖技術は突拍子もない「科学の濫用」にも見えるようです。それはなぜなのでしょうか。

男性と違い、女性の生殖可能年齢が若いうちに限定されているのには、出産や子育てに必要とされる体力、残された寿命など、様々な理由があるといわれています。自然が設定した「生物学的時間」を、科学の力で変えてしまう――確かに、ここには何らかの問題が出てきそうな気もします。

たとえば、先ほど述べた若い女性の卵子提供を受けて67歳で出産した女性は、その2年後に、生まれた双子を残して亡くなってしまいました。70歳で出産した別の女性は、今は元気でも、子どもが成人するまで生きられるのかは分かりません。しかし、だからといって高齢での(「自然な」生殖年齢を過ぎた)出産は「子どもの福祉」に反すると言えるのでしょうか。

生殖医療の是非を問う議論の大部分は、生殖のための技術が、本来の意味での病気の「治療」にあてはまりにくいということに起因しています。

「妊活」はどこまでが「治療」なのか

「不妊であること」が医学的な研究対象となり、その「治療」が行なわれることになったのは、つい最近です。

先ほどミランダは、排卵障害の「治療」のため、排卵を促すホルモン剤を飲んでいました。これを聞いて「科学の濫用」だと批判する人は、おそらく多くはないでしょう。けれど、生殖能力を保つために卵子を凍結すると聞いたら、どうですか？　あの男性のように「どんな意味があるのか」と問いただしたくなる人もいると思います。つまり、卵子凍結が正当な意味での「医学的治療」にあたるのかという根本的な疑問です。

不妊、すなわち生殖のための障害の「治療」には、二種類あるということです。排卵がうまくいかない女性や、精子の数が少ない、あるいは精子がない男性（造精機能障害）、または精子の運動性や授精能力が低いなどのケースでは、ホルモン剤による「治療」が行なわれることがあります。このような「治療」には、比較的、批判は集まりにくいでしょう。医療本来のあり方に近いからです。

医療の本来のあり方は、患部を治す「根治治療」です。病変部を除去する、炎症を抑えるなど、病んでいる患部そのものを修復する、何らかの方法で正常な状態に近づける（あるいは機能を回復させる）というのが、医学的な「治療」です。

この場合も、ホルモン剤による治療は、生殖のための障害を取り除くため、問題となっている患部そのものを「正常」な（生殖可能な）状態にすることであり、「根治治療」ということができます。

他方、生殖技術のなかには、これらの治療がうまくいかずに、生殖器官の障害を治すことができなかったとしても、その「疾患」をもったままで、「治療」したのと同じような効果が得られるものがあります。

たとえば、「体外受精」という技術を用いれば、卵管閉塞の人でも、閉塞した卵管を迂回して受精卵をつくることができますし、卵巣を摘出（あるいは機能不全）してしまった人でも、別の女性から卵子をもらって子どもをつくることができます。男性の精子の数が少なくても、わずかな精子を見つけて卵子に入れる「顕微授精」という技術があり、まったくの無精子であれば、第三者（ドナー）の提供精子を使って子どもをつくるＤＩがあります。

これらはすべて、患部の根治は不可能でも、「子どもがほしい」という希望を叶えることができる技術です（もちろん治療成績は１００％ではありません）。この場合、用いられる生殖技術は「根治治療」ではありません。生殖器官の異常（障害）をそのままにして、希望は叶えるという「救済治療」です。「救済治療」とは、「根治治療」が不可能な場合に、疾患はそのままにして希望を叶えたり、苦悩やＱＯＬの低下から本人を救済したりするための医療措置です。

序章でも述べましたが、近視の人へのメガネやコンタクトの処方は、典型的な「救済治療」ですね。近視そのものは治せないので、レンズで視力を補正して「見えにくい」という不便さから患者を「救済」し、ＱＯＬを向上させています。あるいは心臓の疾患に対するペースメーカーの使用も「救済治療」です。心臓の障害そのものは治癒できないけれど、ペースメーカーを使うことによって、ＱＯＬを向上させることができます。

患部は脳にあるのか？　身体にあるのか？

とくに日本で、「根治治療」ではない「救済治療」という概念がつよく意識されるきっかけとなったのは、「性別適合手術」（性転換手術）の是非をめぐる議論でした（加藤尚武『脳死・クローン・遺伝子治療――バイオエシックスの練習問題』ＰＨＰ新書、１９９９年）。

性同一性障害の男性の外性器の除去を行なった産婦人科医が「有罪」となった、「ブルーボーイ事件」の判例（１９６９年）以来、この手術は「禁断の手術」とされ、国内での実施はありませんでした（公式には）。たとえ本人のつよい希望があっても、性同一性障害の人の健康な身体から正常な生殖器官を除去することは、「故なく生殖を不能にしてはならない」という旧優生保護法（現・母体保護法）第28条に抵触してしまうとされていたからです。「故なく」、つまり医学上の正当な理由なく「生殖を不能に」してはならない、言い換えると、治療以外の目的で生殖能力を奪ってはならないということです。外傷や悪性腫瘍などによって、「故あって」生殖器官の摘出を行なうことは、この条項に抵触することはありませんが、性同一性障害の人のように、まったく正常に機能している生殖器官を（病気でもないのに）取り除いてしまうのは、違法行為となり、刑事訴追を受ける可能性があります。

そのため、性同一性障害の人からの手術の要望を受けた埼玉医科大学（1998年に国内初の性別適合手術が行なわれた）では、手術の可否をめぐって、4年にわたり、倫理委員会での審議が行なわれました。議論の中心となったのは、「性別適合手術は医学的治療の対象であるか。趣味や嗜好で行なう美容整形のようなものとどう違うのか」、また、「法的問題として、どのような理由があれば、旧優生保護法の〝故なく〟が〝故あり〟になるのか」という問題でした。

焦点となったのは、性同一性障害が治療対象となる病気であるとしても、性別適合手術が、従来の意味での「治療」概念にあてはまらないことでした。通常、医療の場面で、外科手術という侵襲行為が許されるのは、それが身体の患部の治療になる場合のみです。

ところが、性別適合手術は、この意味での「根治治療」ではありません。性同一性障害に苦しむ人の場合、「患部」となる苦しみの原因は脳にあるのであって、身体にあるわけではありません。

患部が脳あるいは精神にあるのなら、精神科で精神の治療（心理療法）を行なったり、脳の外科手術をして、脳内の性自認を決定する神経核を治療したりすることが「治療」にあたります。つまり、脳や精神といった患部そのものを、身体の性別に合わせることが「根治治療」であり、本来の医療のあり方です。

けれども、性別適合手術は、正常に機能している身体の方にメスを入れて、身体の改造を行なうこと、患部以外の部分を変更することになります。

身体は男性として、女性として、もって生まれた性の生殖器官を備えているだけです。健康な身体に対して「生殖を不能に」し、疑似性器をつくることは、容易には正当化しがたい身体への侵襲行為です。

このような手術を、なぜ埼玉医大の倫理委員会が承認したのかといえば、それは性同一性障害そのものが治療不可能な先天的な障害であり、少なくともその患者の場合には、外科手術以外に、本人の苦痛を取り除く方法がなかったからです。つまり、性別適合手術は「根治治療」ではありませんが、「救済治療」なのです。身体的には何の医学的利益をもたらさない去勢や形成手術が、精神的には本人を苦悩から救済する「治療」になるのです。

少しそれましたが、生殖医療の話に戻りましょう。

植毛は「科学の濫用」にならない？

「救済治療」となる生殖医療の例としては、他に「代理母出産」が挙げられるでしょう。代理母出産は、何らかの身体的原因によって、子どもを妊娠・出産することのできない女性のために、別の女性が子どもを生んであげることです。現在、欧米などでは、これが「不妊治療」として医療機関で実施されているところもあります。

しかし、代理母出産は「根治治療」ではありません。子どもを生むことのできない原因は、本人の身体（たとえば子宮）にあるのだから、身体のトラブルそのものを「治す」のが「根治治療」です。けれども、患部の「根治治療」が不可能であるために、とりあえず「子どもがほしい」という本人（カップル）の願望だけを叶えてあげるのです。これは、不妊の悩みから当人たちを救済するための「救済治療」です。ミランダの考えた「卵子凍結」だって、「救済治療」の一つと見なすこともできるかもしれません。

「救済治療」が倫理的に問題視されやすいのは、それが医療技術の便宜的利用（治療以外の目的での利用。たとえば美容整形やドーピングなど）と紙一重とも見なされるからです。「救済治療」と「便宜的利用」との境界線はあいまいで、人によってもことなります。

生殖のための医療技術のうち、どこまでが「治療」で、どこからが便宜的利用なのか、これが大きなモラル・ジレンマとなります。卵子凍結や代理母出産は、医学的「治療」なのでしょうか。それとも「科学の濫用」なのでしょうか。

冒頭の『セックス・アンド・ザ・シティ』の場面では、お金をかけて植毛をしている男性が、生殖技術は「科学の濫用」だとつよく批判していました。けれども、健康状態の回復（根治治療）以外の目的で医療技術を利用する点では、男性の植毛にも「生殖技術」と似たようなことが言えるかもしれません。頭の毛が薄くなる（あるいは、なくなる）こと自体は自然現象であり、病気でもなく、生命にかかわることでもありません。にもかかわらず、「毛がほしい！」という自分自身の切実な願望、あるいは自分の「生活の質」を向上させるために人工的に毛を植えようとすることは、ある意味「自然に逆らう」こと、「わがまま」なことなのかもしれません。これも「科学の濫用」ではないでしょうか。

【コラム1】「不妊カップル」って誰のこと?

「不妊カップル」とはどのような人たちを指すのでしょうか。

日本で「不妊」に悩み、クリニックの門を叩く人たちといえば、すでに本章で登場した「卵子老化」に悩む30代後半、あるいは40代の女性たちをイメージする方が多いかもしれません。

２００６年にプロレスラーのジャガー横田さんが45歳で出産して以来、40歳女性の初診が急増したと、日本の不妊治療を行なう医師たちは口をそろえて言います。実際、45歳で体外受精を受けて出産できる可能性は、１回あたり０・６%です。医師もそう説明するのですが、可能性がまったくないわけではないと、わずかな望みをかけて、一回数十万円の「治療」を希望する人が後を絶たないのだそうです。

けれども、国によっては、妊娠するには十分に若くて健康で、身体的には何ら問題のない人たちも「不妊治療患者」とされているのです。

たとえばアメリカでは、当人たちの生殖能力に必ずしも問題がなくても、ある理由から子どものできないカップルが「不妊治療患者」に名を連ねています。すなわち、ゲイやレズビアンのカップル（同性のカップルなので子どもはできませんね）や、夫婦の一方が「性同一性障害」により「性別適合手術」を受けているカップル（「夫」が手術を受けて性別を変えた「元女性」の場合、外見や性役割的には「異性」婚カップルであっても、解剖学的には「同性」カップルになります）です。このような事情により、カップル間で「子ども」をつくることができない人たちが「子ども」を望む場合、彼らは「社会的不妊」と言われ、「治療」の対象となる「患者」と見なされています。

女性同士のカップルは、DIを用いて、ドナー精子で妊娠する「治療」が受けられ、男性同士のゲイカップルの場合には、ドナーの卵子と自分たちの精子で受精卵をつくり、それを代理母となってくれる女性に懐胎・出産してもらえば、カップルの一方と遺伝的につながった「子ども」をもうけることができます。

彼らが「患者」で、DIや卵子提供、代理母出産が「治療」とされることにつよい違和感をもたれる方もいらっしゃるでしょう。けれども、このような生殖医療技術は、彼らの家族を形成する権利を保障するための「治療」（医学的サポート）だとする見方があるのです。いずれにせよ、カップルたち自身の身体にはどこも悪いところはないのに、同性同士でカップルになったために自分たちの間では「子ども」をつくれない人たちも、「不妊治療患者」と言われます。

韓国では、「家を継がせる男子を生むことが、婚家に対する嫁の務め」とされ、たんに「子ども」ではなく、「血のつながった健康な男子」をもつことが重要視されてきました。このような考え方を内面化し、「どうしても男の子を生まなくては」と、「男の子を生むための不妊治療」を受けようとする人たちもまた、「不妊治療患者」と見なされています。不妊治療のニーズのある「患者」のなかに、「男の子のいないカップル」が含まれていることが、日本や欧米などには見られない、韓国の特徴とされています（近年では、このような「伝統的」な考え方は薄れつつあるといわれていますが）。

もう一つ挙げたいのは、イスラエルです。

イスラエルでは合法的に代理出産が認められており、その生殖医療技術は、他の医療先進国と肩を並べるほどの高い水準に達しています。そして、すべてのイスラエル人は、その宗教的信条にかかわらず、二人の子どもをもうけるまでは、何度でも無料で体外受精を受けられます。しかも、イスラエルでは、体外受精や人工授精、代理母出産などを、夫婦の場合だけでなく、結婚していない（非婚）女性に対しても認めていることが大きな特徴です。

国家創設のごく初期からつねに人口問題に脅かされ、ホロコーストにより600万人を失うなど、人口の確保が喫緊の課題であったイスラエルでは、出生率の向上を目指すための取り組みとして、政府が妊娠・出産にかかわるケアを無料（事実上）で提供してきました。イスラエルの医師たちにとっては、既婚・非婚問わず、この国のあらゆる女性たちが生殖医療のサポートを受けるべき「患者」なのでしょうか。

第二章　王子様は、もう待たない？

精子バンクと選択的シングルマザー

白雪姫と精子バンク

「（白馬の王子様は）いつになったら現れるの!?」

前の晩、泥酔しながらクラブで踊り狂っていたシャーロットが、二日酔いの頭を抱えながら嘆きました。

彼女は、いつの日かお金持ちでイケメンの「王子様」がやってきて、孤独で退屈なマンハッタンの日常から自分を連れ去ってくれると信じています。でも、なかなか現れてくれないのです。いい雰囲気になった男性はいつも妻子もちだったり、「お母さんと結婚」していたり（言葉を換えれば「マザコン」ということです）、ケンカ好きだったり、靴フェチだったり……。だから、酔わずにはいられません。

キャリーは労《いたわ》るように彼女に言葉をかけます。

「シャーロット、自分が王子様だって考えたことない？　自分で自分を助けるの」

「それって悲しすぎる!!」

「あ〜あ、言っちゃった……」

シャーロットの言葉に、サマンサをはじめ3人の独身女性たちは白けてしまいます。

彼女の「白馬の王子様」願望は、自立した30代のシングル女性の多くが心の奥底に抱きながらも、決して口に出してはならない願望なのです。自宅に戻ってから、キャリーはシャーロットの信じる「おとぎ話」について考えてみるのです。

「もし王子様が一生現れなかったら、白雪姫は永遠に棺のなかで眠ったか？　それとも、そのうち目が覚めて、起きて毒リンゴを吐き出し、就職して、精子バンクから精子をもらって子どもを生んだか？」

「そこで浮かんだ疑問。どれほど自信に満ちたシングルウーマンであろうと、心の奥底ではみんな王子様に助けられるのを待っているんだろうか。シャーロットの言う通り、女はみんな助けられたいものなのか」

結婚抜きで人生をデザイン――選択的シングルマザー

再び『セックス・アンド・ザ・シティ』の女性たちに登場してもらいました（シーズン3エピソード1「自立した女と王子様」“Where There's Smoke…”）。

シャーロットの夢は、いつか「王子様」が現れて、白く輝くウエディングドレス姿でバージンロードを歩き、彼そっくりな可愛い赤ちゃんを抱くことです。もしこのまま「白馬の王子様」が現れなかったら、彼女はいつか「夢」から醒《さ》めて、自分が「王子様」となり「精子バンク」へ行くのでしょうか。

「精子バンク」とは、高身長や高学歴、健康で遺伝的な疾患をもっていないなどの条件をクリアした男性の精子を集めて液体窒素によって冷凍保存し、顧客の希望するドナーの精子を解凍して、精子注入用のカテーテルで子宮内に入れるというサービスを提供している施設です。

第一章で述べた、夫の無精子症のために子どもができない不妊カップルや、シングル女性、レズビアンのカップルなどが、「子ども」をもうけるために精子バンクを訪れ、民族、血液型、身長、体重、目や髪の色、学業成績、スポーツ、趣味などがカタログ化されたドナー情報をもとに冷凍精子を「選び」、人工授精（ＤＩ）を受けます。アメリカではこれまでに少なくとも１００万人以上がＤＩにより誕生したといわれています。日本でも戦後からＤＩが行なわれ、現在までに1万人以上の子どもたちが誕生しているといわれています。

初めから「王子様」などあてにせずに、自分の人生を「結婚」抜きでデザインしていくことを考える、経済的にも精神的にも自立した女性もいます。たとえば、ハリウッド女優のジョディ・フォスターは、あえて「結婚」やパートナーをもつことを考えず、精子バンクに行って顔も知らない男性の精子――頭脳が優れ、運動能力も高い精子――を「買って」ＤＩを受け、二人の子どもの母となりました。

このように、パートナーをもたずに子どもをもつ女性のことを「選択的シングルマザー（SMC、すなわちSingle Mothers by Choice）」あるいは「計画的シングルマザー」「非婚シングルマザー」といいます。アメリカでは「選択的シングルマザー」が１９９０年代初頭の５万人から、２００８年では15万人にまで増えてきているそうです（マーク・J・ペンほか『マイクロトレンド―世の中を動かす１％の人びと』日本放送出版協会、２００８年）。

日本でも、未婚（非婚）のシングルマザー（離婚や死別等によるのではなく、独身のまま母となる）が急増し、２０１０年には13万２０００人、２００５年と比較して48・２％増となっています（総務省統計局「国勢調査産業等基本集計」２０１０年、第29表）。その背景として、２００５年から２０１０年にかけて、嫡出でない子ども（婚外子）の出生数が増加傾向にあることなどが挙げられています（厚生労働省「人口動態統計」２０１０年、４－29表）。

また、１９４７年以降低下傾向にあった合計特殊出生率が、２００５年の１・２６を底に回復傾向を見せ、２０１０年には１・３９となり、少子化の進行が徐々に緩やかになっていています。未婚（非婚）のシングルマザーの急増が、合計特殊出生率の回復に寄与しているといわれています（厚生労働省「人口動態統計」２０１０年、４－１表）。

精子バンクが少子化を食い止める？

かつては女性が結婚しないで子どもを生むことは、社会的に承認されにくい風潮がありました。けれども現在、女性も高学歴になってきて、キャリアを積み、経済的に安定してくると、「結婚はしたくないけど子どもはほしい」という人がけっこういるのではないでしょうか。あるいは、仕事で成功した優秀な女性が「結婚したいとは思わないけれど、私の優れた遺伝子を残しておきたい」と考えるケースや、「子どもはほしいけれど、かといって結婚に一生を縛られたくない」と考える女性もいるでしょう（男性だってそうなのでしょうから）。なかには、家族はほしいけれど男性は信じられないという女性が、精子バンクのドナーという「完璧な恋人」（裏切らないから）との間で、子どもを生むことを希望するケースもあるかもしれません。

先進国のなかで少子化を食い止めることができた国は、いずれも婚外子の出生率が高い国です。２００４年版「少子化社会白書」（内閣府）によると、スウェーデンでは56％、デンマークでは44・９％、アメリカでは33・９６％が婚外子です。婚外子でも育てやすい環境があれば、子どもを「生みたい」と思う女性はいるのです。これが日本では１・９３％。先に見たように、日本でも、非婚のシングルマザーの急増が少子化の進行を緩和しています。日本でも婚外子が歓迎されるようになると、家族のあり方も変わってくるかもしれません。

以前は、女性がシングルマザーとなるケースの多くは、異性間の性交渉によるものでした。ところが、最近では、女性が自ら精子バンクや医療機関へ行ってＤＩを受け、意図的にシングルマザーになることを「選ぶ」ケースが増えつつあります。

その背景にあるのは、女手一つで十分に子どもを養っていける経済力をもつ女性や、恋愛には積極的だけれども、結婚となると尻込みして煮え切らない男性たち、さらには「運命の相手」との結婚と子どもを望みながらも、仕事に没頭しているうちに30代、40代になってしまったキャリア女性の増加などです。シングルでは「養子」はもらえないため、独身女性が（王子様をあてにせずに）子どもをもつためには、ＤＩは格好の手段なのです。

ＤＩを用いて計画的にシングルマザーになろうとする女性の動機は様々です。「結婚」や「男性とのパートナーシップ」という選択肢そのものを、自分の人生のなかに組み入れていない女性もいますし、「王子様」を待つことをやめたわけではないけれど、待ちすぎて手遅れになることを恐れて、ＤＩを選択するケースもあります。

シャーロットたちのように30代になった「白雪姫」たちは、「王子様」を待っていられるタイムリミットをつよく意識してしまいます。先ほどお話しした「卵子老化」という現実に直面するのです。もし、このまま「運命の人」が現れなかったら？　あるいは、少なくとも子どもをつくれるタイムリミットまでに「王子様」が現れなかったら？

このような場合、人生の「バックアップ・プラン」として、「自分で自分を助ける」ために精子バンクに行って精子をもらう「白雪姫」もいます。「王子様」との結婚を夢見ていた彼女にとっては、「最善」ではないかもしれませんが、「子ども」をもつという希望だけは叶えることができるかもしれません。

バックアップ・プラン

「お願い。着床して！」

産婦人科クリニックの一室で、ゾーイは診察台に上がり両足を高く上げながら、つよく念じます。彼女はたった今、医師の手で、匿名ドナーの精子を人工授精してもらったのです。

（そりゃ、「愛の結晶」じゃないから、理想ではないけれど……）

ペットショップを経営するゾーイは、仕事には満足していますが、未だに「伴侶」にはめぐり会えていません。

「結婚も出産もしているはずが、無理なようだから……〃バックアップ・プラン〃を始動させたの」

恋愛と結婚と出産。この三つを順番通りに進めていくのが「理想」だけれど、それが無理そうだから、「出産」願望だけでも叶えておこうとしたのです。自分の「計画」を本気にし

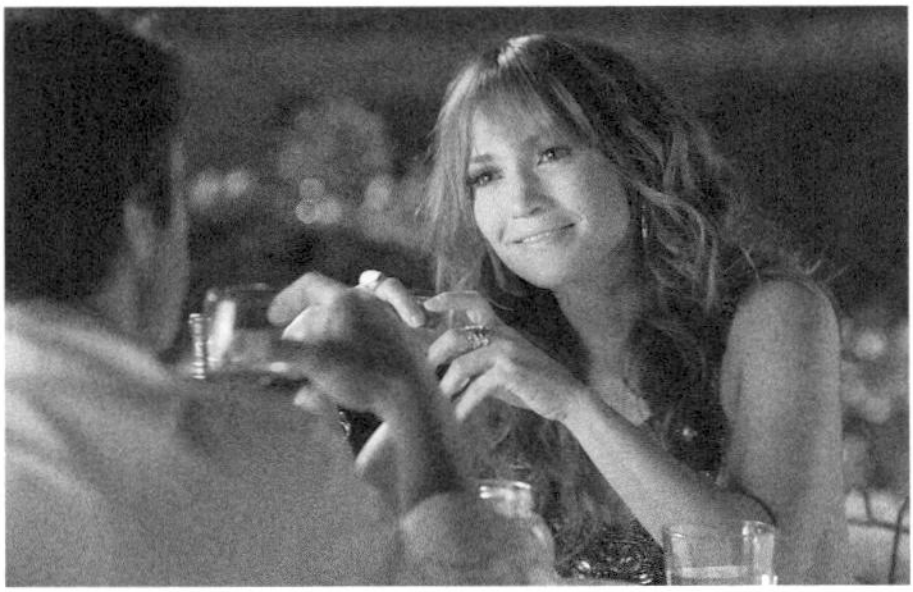

『カレには言えない私のケイカク』DVD：1,480円（税込）好評発売中／発売・販売元：（株）ソニー・ピクチャーズ エンタテインメント

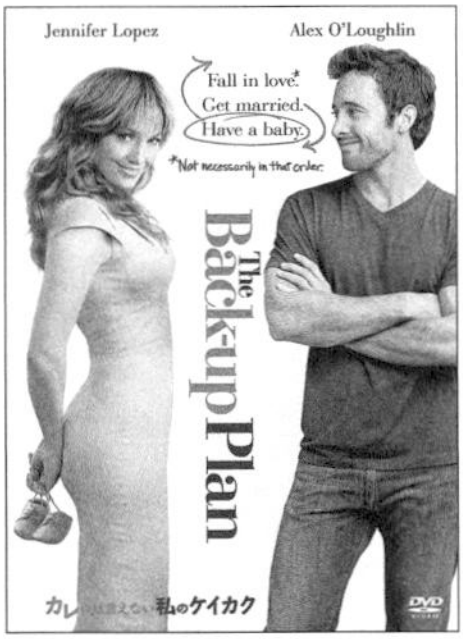

てくれない男友達から精子をもらうよりは、顔の見えないドナーの精子の方がいい。精子バンクのドナーは「完璧な恋人」です。生身の人間とは違って、「裏切らないから」。

（『カレには言えない私のケイカク』“The Back-up Plan”２０１０年）

人工授精を受けたゾーイは、最高の気分でクリニックを後にします。雨のなか、傘を差さずにすっかり浮かれモードです。

けれどもその日、彼女は「運命の出会い」をしてしまいます。牧場を経営しているスタンと出会ったのです。いつしか彼を本気で愛している自分に気づくと同時に、「計画」が崩れつつあることを認めざるを得ませんでした。人工授精はどうなったのでしょう。「どうせデキてないわ。冷凍精子は活発さに欠けるって」と言っていた彼女ですが、恋愛が本格的に進み始めた直後、あの日の人工授精で双子を妊娠していることが分かります。

「彼は特別なの。妊娠なんてマズイわ」と思い悩むゾーイ。

さらに、人工授精をした医師の勧めで参加した「シングルママの会」に出席した彼女は、そこで初めて、選択的シングルマザーたちと自分との決定的な「違い」に気がつきます。彼女らはこう言い切ります。

「私たちは、シングルであり、ママであり、誇りをもっています。養子縁組であろうと、人工授精であろうと、共通点は一つ。〝子どもを望み、自力で実現した〟」

「男性ナシなら、道は一つよ」

ゾーイは何とも言えない居心地の悪さを感じます。初めから「男性抜き」の人生をデザインしているメンバーたちと、あくまでも「バックアップ・プラン」としてシンママ（シングルママ）になろうとした自分。彼女にとって、シンママになることは決して「理想」ではないのです。

待ち焦がれていた「運命の人」。彼との間に「結婚」を意識する空気が流れたとき、耐えられなくなったゾーイは、ついに真実を打ち明けます。


「私は妊婦なの」

「……父親は？」

「分からない。精子バンクのドナーは匿名だから」

「いったいなぜ？」

「子どもがほしかったの。タイムリミットになるのが怖かったの」

「見知らぬ男の子をはらんでいるとは」

「汚らわしい言い方しないで！　子どもがほしかっただけだし、出会う前の話よ」

「どう言えと？　手放しで祝えとでも言うのか？」

「一大決心で実行した後で出会ったの。一緒にいても計画が崩れるだけ。別れましょう」

内心とは裏腹に、ゾーイは彼に別れを切り出してしまいます。

「恋人になった直後に〝二児の父〟だ」

スタンは動揺を隠すことができませんでした。


妊娠発覚後、「シングルママの会」の席上で、彼女は過呼吸の発作を起こしてしまいました。メンバーが不思議そうに尋ねます。

「なぜ動揺しているの？　冷凍精子で即妊娠は超ラッキーよ。そのうえ、双子なんて最高だわ」

「最高の男性に出会ったの。あんな人初めて。考えがひっくり返ったわ。〝専業ママもいいかも〟と思っちゃう。予想外だったけど、出会ってしまったの。計画を投げ捨ててでも……彼と一緒にいたいの。捨てられるのが怖い。どうしたらいい？」

その場は少し白けてしまいます。メンバーが戸惑いがちに言います。
「ここは『シングルママの会』なのよ。……あなたは私たちとは違う世界にいる」
「他のグループへ行った方がいいかも……」

もしゾーイが運命の彼に出会っていなかったら？「計画」は「完璧」だったのでしょうか。彼女は「シングルママの会」のメンバーのように、「男性抜き」の人生を謳歌できていたのでしょうか。おそらくそうではなかったでしょう。さきに子どもをもち、「出産」のタイムリミットを意識せずにいられたら、「恋愛」と「結婚」の願望を叶えてくれる「王子様」の登場を、余裕をもって待てると考えていたのですから。

身体的「不妊」と「社会的不妊」

ＤＩは元々、男性不妊のカップルのために行なわれていた「生殖補助医療技術（ＡＲＴ）」です。そのような「医療技術」を、「不妊の悩み」や「不妊の経験」をもたないシングル女性やレズビアン・カップルに転用してもよいのでしょうか。

このような問題に対しては、いろいろな見方があります。

たとえば、彼女たちは「不妊の悩み」は経験してはいないけれど、DIの補助がないと「子ども」をもつことができないという意味で「社会的不妊」と呼ばれ、これも「医療」による「救済」を必要とするという考えもあります。こうした女性たちの「親になりたい」という願望も、異性間のカップルたちと変わりはないでしょう。そして、身体的な理由での「不妊」ではないかもしれないけれど、彼女たちもドナーの精子を使うための社会的理由、個人的なニーズをもっているというのです（ケン・ダニエルズ著、仙波由加里訳『家族をつくる――提供精子を使った人工受精で子どもを持った人たち』人間と歴史社、2010年、41頁）。

他方で、子どもには二親（父親と母親）が必要である、同性カップルに育てられた子どもは性的指向がおかしくなるなどといった理由から、「子どもの福祉」を盾に、彼女たちのDIの利用を制限するべきであるという意見もあります。

現在、精子バンクやDIを実施しているクリニックなどでは、シングル女性に対してDIを拒否する医師が未だに少なくないようです。それに対して、レズビアン・カップルは、「生殖産業」の新たな顧客として歓迎されつつあるそうです。近年、一部の国やアメリカの州などでも同性婚が認められるようになり、同性カップルの認知度が上がり、彼らも「夫婦」であるから「子ども」をもってよいといった考えが広がりつつあることなどが背景にあると言えそうです。

その一方で、シングル女性の場合には、「子どもには二親が必要」といった考えが依然として根強く、また、シングル女性がＤＩで「子ども」を生み、一人で育てていくことになると、生殖における男性の無責任さを助長することにつながりはしないかといった批判もあります。

父親がいないことをどう伝えるか

このようにして生まれた選択的シングルマザーの子どもたちは、自分に「父親がいないこと」をどう感じるのでしょうか。また、彼らが自分の生物学的な「父親」を知りたいと望んだ場合、それを「知る権利」を認めるべきでしょうか。

一般に、レズビアン・カップルがゲイの知人男性の精子を使ったり、かつての異性婚でのパートナーの男性の子どもを育てたりして、必ずしもドナーの匿名性にこだわらないのに対して、選択的シングルマザーたちは、子どもにドナーのことを「父親」だと思ってほしくないと考えて、匿名ドナーを望む傾向があるといわれています。

けれども子どもが成長するにつれて、周りの友達とは違って、自分にはママしかいないことに疑問をもつようになります。「パパがいないのはどうして?」と聞かれたときに、シングルマザーたちはどう答えるのでしょうか。

アメリカの「シングルマザーズ・バイ・チョイス」(選択的シングルマザーの会)では、生まれてきた子どもたちのために、「あなたは、パパは誰だか分からないけれど、ママに愛されていて、本当に望まれて生まれてきた子どもなのよ」ということを、幼い頃から言い聞かせる活動をしています。イギリスでは『My Story』という、子どもにDIで生まれたことを伝えるための絵本があり、日本語版もつくられています。子どもが自分の出生を「恥」などと思わないように、自分が望まれて生まれてきたことを理解してもらうための働きかけをしているのです。

このように、子どもに出生の「真実を伝えること」を、「テリング」といいます。かつては「告知」という言葉も使われていましたが、「告知」には裁判長が判決を言い渡すように、上から下へ一方的に情報を丸投げするというニュアンスがあるため、最近では、子どもを対等な人格として扱う意味も込めて、「テリング」という表現を用いるようになっています(病名「告知」の場面でも、近年、同じような問題が意識され始めています)。

しかし、それによって「パパは誰?」「パパに会いたい」という子どもの素朴な感情が必ずしも満たされるとは限りません。ドナーが「パパ」ではなかったら、シングル女性から生まれた子どもの「父親」は不在になってしまいます。不妊カップルがＤＩを用いた場合には、養育してきた「父親」がいますが、シングル女性の場合には子どもの「父親」は欠落していますます。それは子ども自身にとっては、どのように感じられるのでしょうか。子どもたちの声を聴いてみましょう。

「とても深い悲しみです。誰だって、自分のお祖父さんやそのまた曾《ひい》お祖父さんをさかのぼることができます。でも私にはできません。まるで誰かがそれを許さないと言っているようなとても重苦しい気分です」

カナダに住むシェリー・クルズさんは、こう語りました。母親はＤＩを受けて、未婚のままシェリーさんを生みました。ドナーは匿名で、シェリーさんは生物学的な「父親」を知らないがために、ずっと「欠落」を感じてきたと言います。自分の半分がヴェールで隠されているという、何とも言えないストレスを感じてきたのです。

彼女は、母親がＤＩを受けた医学部の卒業生のなかにドナーがいるのではないかと考え、卒業生の写真を一人ずつ調べ、何年も精子ドナーを捜し続けています（ＮＨＫ教育『にんげんゆうゆう』「不妊夫婦の決断・父を捜す〝姉妹〟の旅」２００２年1月21日）。

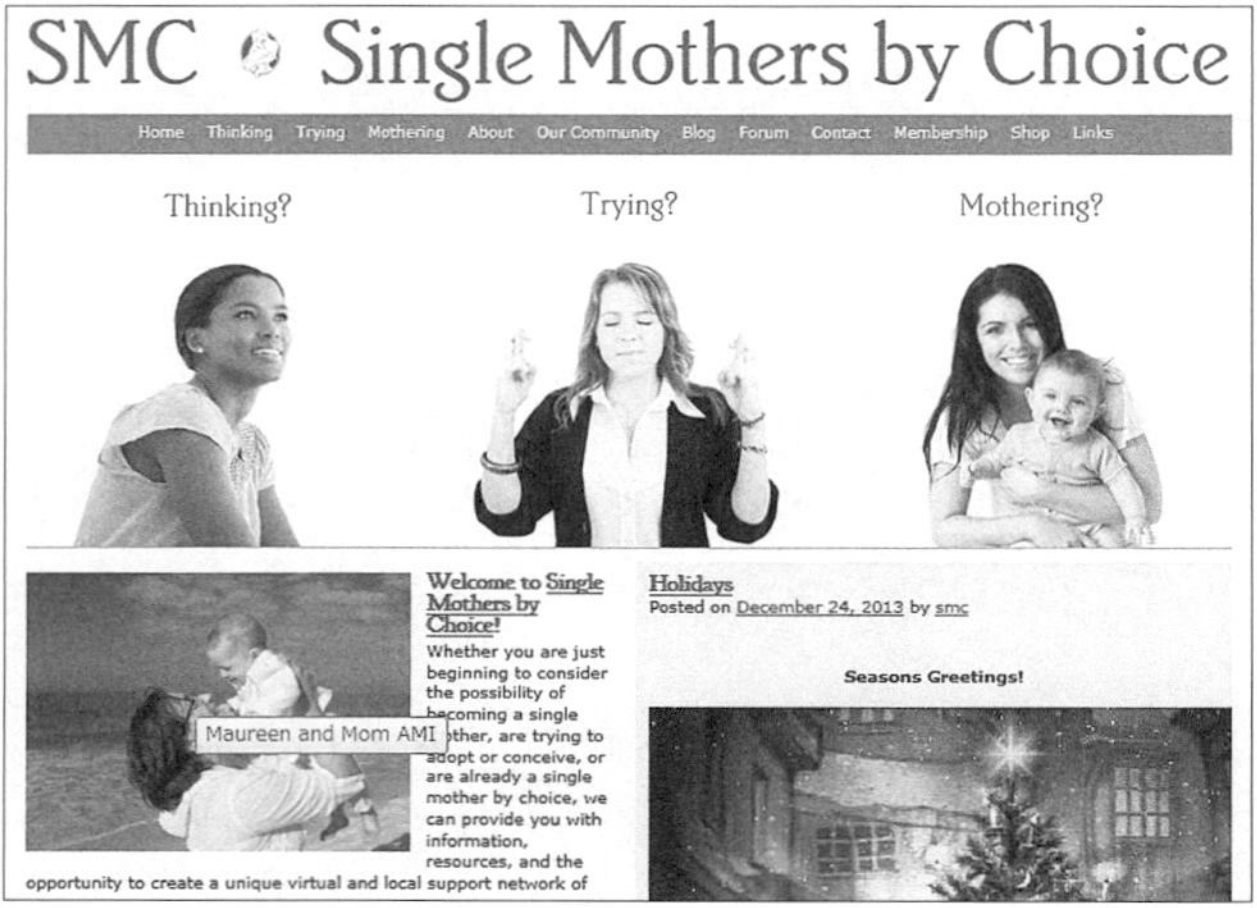
SMC Single Mothers by Choice
Home Thinking Trying Mothering About Our Community Blog Forum Contact Membership Shop Links
Thinking?
Trying?
Mothering?
Welcome to Single Mothers by Choice!
Whether you are just beginning to consider the possibility of becoming a single mother, are trying to adopt or conceive, or are already a single mother by choice, we can provide you with information, resources, and the opportunity to create a unique virtual and local support network of
Maureen and Mom AMI
Holidays
Posted on December 24, 2013 by smc
Seasons Greetings!

“Single Mothers by Choice” のウェブサイト

人工授精児の番組に出演したシェリーさんに、司会者がつぎのように尋ねます。

「あなたはいったい何を知りたいのですか」

「自分の半分を知りたいんです。遺伝情報にも興味があるし、ドナーとどんなところが似ているのかを知りたいんです」

ドナーを知りたいというDI児の多くが、「自分のアイデンティティを知るため」と言います。アイデンティティ――自分はいったい何者なのか、どんな人の遺伝情報を受け継いでいるのか、自分の存在――を確認するための手段としてドナーに会いたい。ドナーはどんな人なのか、自分とどこが似ているのか、15分でもいいから会ってお茶をしながら話がしたいというのです。

「きょうだい」を捜せ

たとえ生物学的な「父親」に会えなくても、自分の「きょうだい」に会えれば、アイデンティティの空白がかなり埋まるのではないかと、同じ精子ドナーから生まれた「ドナーきょうだい」を捜すためのウェブ・サイトが立ち上げられています。

先ほど述べた「シングルマザーズ・バイ・チョイス」では、メンバーの母親のなかに、偶然、自分たちが同じドナーの精子を使い、子どもたちが「異母きょうだい」であることを知った人たちがいました。それをきっかけに彼らはデータベース（http://www.singlemothersbychoice.org/）を立ち上げ、同じ精子ドナーから生まれた「きょうだい」を知ることができるシステムをつくりました。

このデータベースは、シングルであろうと結婚していようと、第三者から提供された精子・卵子・受精卵で「子ども」をもうけた親たちすべてに開かれており、同じドナーから生まれた他の子ども（きょうだい）の居場所を知ることができます。生まれた子どもが、自分の生物学的な親（ドナー）を捜すのにも役立っています。親たちには、ドナー情報、人工授精を受けたクリニックの名前や住所、子どもの名前、性別、出生日を提供することが勧めら

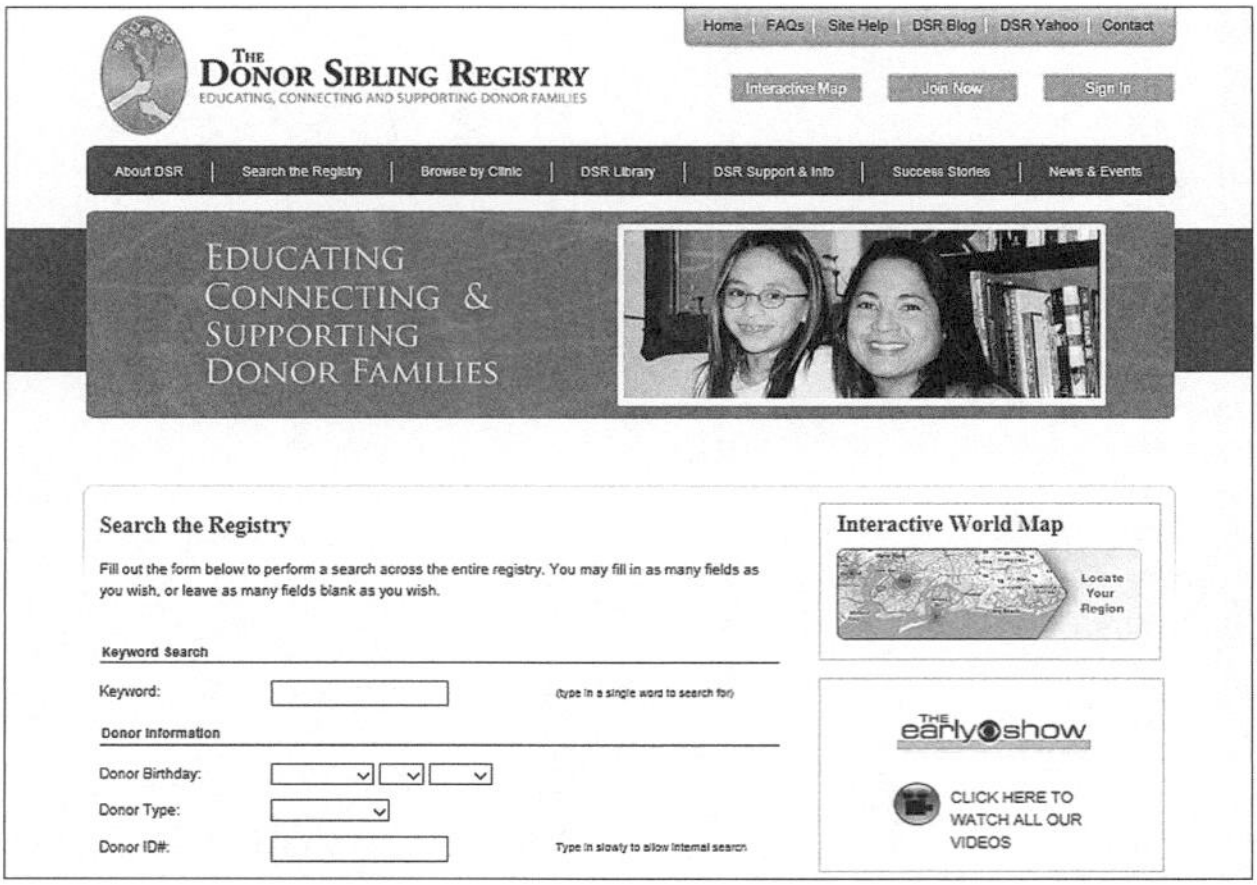

“The DONOR SIBLING REGISTRY” のウェブサイト

れています（『家族をつくる』300-301頁）。

また、「ドナー・ジブリング・レジストリー（ドナーきょうだい登録）」(https://www.donorsiblingregistry.com/) は、コロラド州在住の、DIで子どもを生んだ女性とその息子によって立ち上げられたウェブサイトで、国境を越え、様々な国できょうだいがマッチングされています。

「パパは死んだの？」と聞く、当時2歳半の息子ライアンに、母クレイマーはこう正直に答えました。

「あなたのパパはいないわ。ママは赤ちゃんがほしくて、やさしいお医者さんに助けてもらって、あなたを授かったの」

その後、ライアンは繰り返し、「遺伝上の父親を知りたい」と言い続けました。息子の要望に応えるため、クレイマーは彼自身に精子バンクに宛てて手紙を書かせました。何の返答もありませんでしたが、精子バンクに電話をした際、電話の向こうで「同じドナーから、他の子どもも生まれているわ」と言っているのが聞こえました。

「息子にはきょうだいがいる！」

この事実は母子にとって、思いがけない驚きでした。

「向こうもぼくのことを知りたいと思っているかもしれない」

2000年、彼らはDIで生まれたきょうだいを捜そうというメッセージをヤフー掲示板に載せました（大野和基「ドキュメント・AID（非配偶者間人工授精）」第5回「遺伝的な〝兄弟姉妹〟を探す」講談社「G2」、2013年6月16日閲覧）。

最初の2年間は37人しか集まりませんでしたが、メディアに出る度に登録者が増え、2003年に専用のサイトを立ち上げました。利用した精子バンク名やドナー番号などを入力し、サイトに登録する。同じドナーの精子提供を受けた人が登録してあれば、きょうだいが判明するという仕組みです。精子提供者がサイトに登録していれば、遺伝上の父親が分かります（同右）。2006年10月現在では、7000人が登録し、2500組以上の「半きょうだい」

が判明しているといいます（荻野美穂「生殖技術と新しい家族の形態」丸善出版『生殖医療』シリーズ生命倫理学6、2012年、229頁）。

アイデンティティに悩み続けた子どもにとっては、目の前がパッと開けたようなうれしい驚きでしょう。父親不在という欠落感を感じていた彼らが、突然、ドナーファミリーという「大家族」の一員となったのですから。

また、このようなサイトを立ち上げることによって判明したのは、一人のドナーから生まれる子どもは10人までなどと言っていた、精子バンクの言葉がでたらめだったことです。2011年9月には、「きょうだい登録」を通じて、自分の息子に150人の「きょうだい」がいることが分かったケースもあります。

では、ドナー側はこのような状況をどのように感じているのでしょうか。

次章ではドナーの心情に焦点をあてて考えてみましょう。

第三章　自分の「半分」を知りたい！

生殖ビジネスで生まれた子どもたち

「提供者」にとってのDI児とは

「毛がほしい」という願望を叶えるために行なわれる「植毛」と、「親になりたい」「子どもがほしい」という希望を叶えるための「生殖医療」との決定的な違いは、後者では、新たな人格――子ども――が生まれてくるということです。生殖医療を利用して「子ども」をもうけた親は、その事実を子どもに伝えるべきなのでしょうか。

前章では、シングルマザーのケースで、子どもへの「テリング」についてお話ししましたが、夫婦がＤＩ（ドナーの精子を使った人工授精）で子どもをもうけた場合には、子どもの法的な父親となる人（夫）がいるため、精子提供した「遺伝上の父親」と、生まれてくる子どもを自分の子として育てる「父親」というように、「お父さんが二人」ということになってしまいます。

ここで少し想像力をふくらませてみてください。ＤＩで用いられる精子の「提供者」はどんな人たちだと思いますか。また、その「提供者」にとっては、自分の精子で生まれてきた子どもはどのような存在なのでしょうか。

本章では、精子ドナーとなった男性の視点から、「不妊治療」としてのＤＩの現状と、生まれてきた子どもたちの置かれている状況に焦点をあててみましょう。

「あなたは533人の父親です」

『人生、ブラボー！』というカナダ映画があります。

ダヴィッド・ウォズニアックは、父親が経営する精肉店で働く独身男性です。ビジネスに失敗して大量の借金を作り、女性に対しても誠実さを見せることができず、恋人ヴァレリーからの「信用」をすっかり失ってしまっている、うだつのあがらない中年男性です。

そのヴァレリーを久しぶりに訪ねると、彼女から思いがけず妊娠を打ち明けられます。けれども彼女は、ダヴィッドをあてにすることなく、一人で生むつもりだと言い張ります。

「子どもなんて……」と戸惑う彼に、友人は「中絶させろ」「お前に子育ては無理だ」と諭します。眠れない夜を過ごした翌日、「立派な父親になってみせる」と一大決心したダヴィッドの前に、見知らぬ弁護士が現れます。

「ダヴィッド・ウォズニアックさんですか？」

「1988年から1990年の間に〝スターバック〟という偽名で精子を提供しましたね」

ダヴィッドは、背筋に冷たいものが走るのが分かりました。

「23か月で693回提供し――報酬として2万4255ドル受け取った。優秀な精子でした」

弁護士は動揺を見せず、事務的に続けます。

「厄介なことに、一定期間、それが全患者に使われた。その結果、533名が生まれ、うち142名が父親を捜している」

ダヴィッドは耳を疑います。

「あなたは533人の父親です」

もう絶句する以外ありませんでした。口を閉じることも忘れてしまいました。

「提供の際、あなたは秘密保持契約を結んだ。病院側には守秘義務があるが――一部の子どもが契約は無効だと訴えている」

自分の精子で「子ども」が生まれているなんて。恋人の「父親」にもなり損ねているというのに……！

ドナーとなったダヴィッドにとって、それは思いもよらないことでした。もちろん、DIのための精子提供という説明を病院から受けて同意していましたし、おそらくドナープログラムに参加して、将来、自分の子どもが5人、10人と生まれる可能性があるということも、知識としては知っていたことでしょう。けれども、まさか現実になるなんて――。ドナーとなった男性にとって、自分の精子で「子ども」が生まれたり、その子どもが成人する姿を想像したりすることは、提供の時点では難しいのかもしれません。

ダヴィッドは、20年来の親友でもある弁護士に相談に行きます。

「693回、精子提供の度に秘密保持契約を？」

「ああ、毎回、契約書にサインした」

「原告は『(ドナーの)秘密保持より(子どもの)基本的人権が優先』と。こいつは厄介だな」

(『人生、ブラボー！』“STARBUCK” 2011年)

精子だって老化する

ダヴィッドの身に何が起こったか、もうお分かりでしょうか。そう、彼は学生時代に693回もの精子提供をしました。病院では一時期、彼の精子しか用いなかったため、弁護士の言うように、本人の知らないところですでに533人の子どもが生まれていたのです。

いま一つ、事情が呑み込めないという方もいらっしゃるかもしれません。なぜ病院で、彼のような提供者の精子を使うのか――これが、DIと呼ばれる生殖医療なのです。

DＩ（Donor Insemination）とは、提供された精子を利用する人工授精です。AＩＤ（Artificial Insemination by Donor）と呼ばれることもありますが、「人工的（Artificial）」という表現になじめなかったり、AＩＤSと混同しやすいなどと言われたりして、近年ではDＩという言葉が用いられ始めました。本書でも、基本的にはDＩと表現しますが、「AＩＤ」もまだ流通しており、ガイドラインの名称等にもなっていますので、時々「AＩＤ」を用います。そのときにはDＩと同義だとご理解いただければ幸いです。

「ドナーによる人工授精」は、通常「非配偶者間人工授精」と訳されます。「非配偶者間」、つまり夫婦間ではなくて、妻の卵子とドナー（夫以外）の精子を用いて人工授精を行ない、子どもをつくることです。具体的には、スポイト状の器具を用いて、妻の子宮（あるいは卵管）に夫以外の男性の精子を人工的に送り込みます。

なぜ多くのカップルが、赤の他人の精子で「子ども」をつくったのでしょうか。

DＩあるいはAＩDは、世界最古の生殖医療とも言われ、無精子症など、夫の精子に問題があって子どもがつくれない場合に、第三者の精子を利用して子どもをもうける方法です。夫との遺伝的なつながりは断たれますが、妻とは遺伝的につながった子どもをもうけることができます。なかには、夫と何らかの形で遺伝的なつながりのある子どもがほしいという希望から、夫の父親や兄弟から精子の提供を受けてDIを行なうケースもあります。

近年、「卵子老化」がクローズアップされるにつれて、「男性不妊」についても少しずつ知られるようになりました。男性に原因のある不妊の代表的なものは、無精子症ですが、それ以外に「精子の老化」もあります。

「男性は70歳まで子どもをつくれる」などといわれていますが、男性の精子も、卵子ほど急ではないにせよ、35歳をピークに徐々に「老化」していくそうです。

1980年、カリフォルニア州に設立された「レポジトリー・フォー・ジャーミナル・チョイス」（1980‐1998年）は、ノーベル賞受賞者、あるいはIQ180以上の男性に限定した精子バンクでした。このバンクは、精子バンクの優生学的利用を初めて可能にしたことで話題になりました。

しかし、設立者のロバート・グラハムは、最初、ノーベル賞受賞者の精子で人工授精を受けた女性たちがなかなか妊娠しないことに悩んでいました。その原因は精子を見るとすぐに分かりました。ノーベル賞受賞者たちはすでに高齢で、顕微鏡で見ると、その精子の動きは活発さを失っていたのです。デンマークでは、精子のドナーは45歳までとされていますが、男性の年齢も生殖に関係するということが意識されているのかもしれません。

「男性不妊」の場合、可能であれば（精子がわずかにでも採取できれば）顕微授精を試みることもできますが、それが叶わない場合には、第三者の精子で妻に子どもを生んでもらうＤＩという選択肢が浮上します。

慶応大学の精子提供

日本初のＤＩ児の誕生は、１９４９年でした。当時、このニュースは各界に大きな波紋を呼びました。国家が優秀な科学者などを選んで、その精子を希望するシングル女性などに与えたら、世界的にも秀逸な（優生学的に望ましい）人種の改造ができるのではないかという発言や、妻が夫以外の男性の精子で妊娠・出産することは「姦通」であり、「医学の冒涜」であるという反対論や、夫婦間に問題が起きたり、遺産相続でもめたりするなどといった懸念が表明され、センセーショナルな議論を巻き起こしました。

その後、日本では慶応大学が中心となり、現在までに1万人以上の子ども（ＤＩ児、あるいはＡＩＤチルドレン）が生まれているといわれています。慶応大学では、法学部の有識者の協力のもと、次の一定の自主規制の下でＤＩを実施しています。

（1）血液型以外のドナーの選択はできない。子どもは夫の実子となるため、夫とドナーの血液型を一致させることはするが、それ以外の属性、たとえばドナーの容姿、学歴、趣味等を選択することはできない。
（2）ドナーは匿名とする（慶応大学では、自大学の学生をドナーにしています）。
（3）近親婚を避けるため、同一ドナーからの子どもの出生数を制限する。

また、精液を介した感染を防ぐために、肝炎や性感染症など、ドナーのウイルス検査を行なうなどの条件をもうけています（池庄司祐子『DI児の望ましい福祉――非配偶者人工受精で生まれた子どもたち――』早稲田大学文化構想学部、2012年）。

現在の日本では、このDIは既成事実化し、当初のような「姦通」「人体実験」「倫理にもとる」といった批判は鳴りをひそめたかに見えます（DI児のなかには、「DIで生まれてきたくなかった」という人もいますが、これについては後で見ることにします）。一時、DIで生まれた子どものIQが高いという統計があり、それを聞いて、自分の夫より優秀な精子がほしいとDIを望む女性が増えたこともあったといいます。

学会は、1997年にAIDに関する「会告」（事実上のガイドライン）を発表し、199

8年から実施成績を公表しています。毎年、100人から200人の子どもが生まれています。

父子関係とは?

夫にとって、自分たちと遺伝的つながりのない子どもを「自分の子」として育てることは、並大抵の覚悟では決心できないことでしょう。

なかには、生まれた子どもと遺伝的つながりがあることを「確認」してからでないと、父子関係を築けないと思っている男性もいます。新生児集中ケアで働く看護師さんたちから聞いた話ですが、最近では妻の分娩時に、夫から「子どもの血液型を調べてくれ」と依頼されるケースが増えてきているそうです。しかも「妻には内緒で」なんて言われたら、看護師さんも困ってしまいますね。その結果、子どもの血液型が自分のものと合わなかったりすると、「おれの子じゃない!」と感情的になり、それを聞いた祖母(出産した妻の実母)まで「うちの娘はそんなことしない!」と言い始め、医療者の目の前で大げんかになったりすることもあるそうです。

もちろん、子どもの血液型はその子の個人情報ですし、少なくとも「妻に内緒で」勝手に調べてしまうというのは、守秘義務の問題にもかかわってくるので、どう対応したらよいものかと看護師さんたちも頭を痛めていると言います。「新生児のうちは、お母さんの血液と混ざったりして、まだ血液型がはっきりしないこともあるので、正確に調べられるか分かりません（これは事実です）」と言ってその場では断ったり、診断結果にエクスキューズ（言い訳）をつけたりすることもあるそうです。

子どもとの遺伝的なつながりを確認したがる「父親」が実際にいるなかで、DIを用いた遺伝子以外のつながり（養育）によって「親になりたい」と考える人たちには、それ相応の時間やプロセスが必要です。「子どもをもたない」「養子を迎える」「顕微授精に挑戦する」など、DI以外の選択肢もあります。そして、子どものいない人生を送ることが考えられなかったり、年齢制限や待機期間の長さから養子を断念したり、「顕微授精」のコストや健康な妻の身体にかかるリスクや負担などを考慮したりしたうえで、DIという選択肢にたどりつくカップルもいます。

「輸出」「輸入」されるアメリカの精子

ダヴィッドは、精子提供の「報酬」を受け取っていました。法規制の存在しないアメリカでは、生殖への市場原理の浸透が比較的容易に生じていきました。とくに精子の凍結技術はかなり早い段階から確立され、凍結精子の鮮度を保持できるようになったため、精子の空間的移動が可能となり、精子の「輸出」「輸入」が行なわれたりするなど、比較的早い時期から「モノ」「商品」として流通するようになっていきました。

１９７０年代頃から精子を売買する商業的「精子バンク」が登場するようになりました。精子バンクの当初の顧客は、夫に無精子症などの不妊の原因のある異性婚カップルでしたが、１９９０年代に入って「顕微授精」という技術が登場し、たった１個の精子が見つかれば、それを卵子へ入れて受精させることが可能となり、異性婚カップルの顧客が激減しました。それに代わって、精子バンクの新たな顧客層を構成するようになったのが、レズビアン・カップルやシングル女性たちです（これについては第六章を参照）。

精子バンクの歴史の長いアメリカでは、規制の必要性も認識され始めており、ＦＤＡ(Food and Drug Administration：アメリカ食品医薬品局）では、ドナー精子は性感染症などの病気の検査をし、６か月凍結保存されたのちに、安全性が確認されたもののみを使用することが規定されています。

現在、全米に20社以上あるといわれている精子バンクのなかでも、特筆すべきは、全米初のＮＰＯとして１９８２年にカリフォルニア州に設立された「The Sperm Bank of California」です。ＦＤＡによる管理のもとで、商業ベースではない運営が保障されているそうです。

この精子バンクでは、精子ドナーとその提供を受けるクライアントの双方にカウンセリングを行ない、精子ドナーの情報を公開するプログラムを世界で最初に実現しました。カタログ化されたドナー情報には、ドナーの身長や体重、血液型から、肌や目の色、髪の色や髪質などが記載されています。その精子を使って、自宅で「セルフ授精」をする女性もいるため、説明書も写真入りで提供されているそうです（歌代幸子『精子提供――父親を知らない子どもたち』新潮社、２０１２年、１５０頁）。

クライアントの３分の１がレズビアン・カップル、残りがシングル女性や男女のカップルで、二人目を望むクライアントには、遺伝的なきょうだいとなるように同じドナーの精子を使うプログラムや、家族同士がコンタクトできるリストも用意されているといいます。

ドナーのプライバシー保護（秘密保持）

ダヴィッドは精子提供の際、病院と〃秘密保持契約〃を結んだと言っていました。なぜ、ドナーである自分の身元を伏せるという〝契約〟をしたのでしょうか。

「自分のプライバシーを守りたい」ということが第一にあったでしょう。一般に、精子ドナー自身が家庭をもっていることも多く、DIで生まれた子どもから「認知」を求められたり、自分の家庭生活に干渉されたりすることを恐れて、子どもとの関係をシャットアウトすることを望むケースがあります。あるいは、精子を提供したという事実自体を、自分の家族や親しい人に話しづらいことだってあるでしょう。

ダヴィッドも、恋人に、自分がスターバックであることをなかなか話すことができませんでした。事実を知った彼女は、それを受け入れるのに時間をかける必要がありました。

じゃあ何で精子提供したの？　と聞かれそうですが、はっきり言えば「お金のため」でした。当時の彼は、余命いくばくもない母親の夢（夫婦でイタリア旅行をすること）を叶えるために、多額のお金を必要としていました。そのために精子を提供し続けたのです。

なんて安易な、と思われるかもしれません。けれども病院では、ドナーは不足しがちで、提供者を待っているカップルもいます。提供精子を必要としている人が数多くいるのも事実です。

精子提供者の秘密をどこまで守るか

〝秘密保持〟の話に戻りましょう。

病院側にも、ダヴィッドのような「優秀な精子」をもつドナーに精子提供を促すために、匿名にしておきたかったという事情があります。匿名が守られなければ、提供しづらくなり、精子ドナーが減ってしまう恐れがあるからです。日本の医師たちからも、ドナー数の減少への懸念から、「子どもの出自を知る権利」（ドナーの身元を開示すること）を認めることに反対する声が聞かれます。ただでさえ精子ドナーは不足しがちで、とくに慶応大学では、1990年代半ば頃にＡＩＤを希望する人が多く、抽選方式になっていました。抽選に当たると、判でマルが押されただけの用紙が封書で届くことになっていて、半年に1回当たるかどうかの状況だったそうです。

ドナーの非匿名化には、患者側からもつよい反発があります。ドナーの卵子提供を受けて出産した野田聖子議員も、子どもの出自を知る権利には反対で、「ドナーの権利についても考慮すべき」「将来、提供した精子によって誕生した子どもが自分を訪ねてくるとしたら、『不妊に悩む人のため』に善意で精子提供をしていた人もためらうようになるでしょう」と語っています（岩上安身「政府法案に物申す――野田聖子議員に聞く」医学の世界社『産婦人科の世界』第57巻10号、2005年）。ドナーの〝秘密保持〟を守らなければ、提供者が減少して、精子や卵子の提供を必要とする自分たち「患者」が困ることになると考えています。

DIを利用した親自身が、家庭にドナーの影響をもち込みたくない、子どもは夫の子として「普通」に育てたいと思うことも多く、子どもにDIの事実自体を知らせないケースも多々あります。日本の精子提供は、匿名での提供が原則で、医学生の精子などを用いて秘密裡に行なわれてきたものです。DIを利用して子どもをもうけた夫婦も、その事実を子に伝えないでいることが多く、これまで実態は明らかにされてきませんでした。

DIを受ける前のインフォームド・コンセントのあり方にも、多くの問題があったことが、最近ようやく明らかになってきました。

夫の無精子症が分かり、養子縁組も容易ではないと知ってから、悩みぬいた揚句、夫からの提案でついに精子提供を受けに行った女性は、初診があまりにもあっけなかったことに驚いてしまったと言います。

「先生にはあっさりと『（AIDを）希望しているんですね』と聞かれ、その意思を伝えると、『誓約書を書いてください』と。こんなに簡単でいいのかしらと思うくらいでした」（『精子提供』79頁）。さらに、簡単な説明の後、医師から「精子提供してくれるのは、大学の優秀な男性だから」と言われ、この治療を受けることは「親、きょうだいにも言わない方がいい」と念を押されたそうです（『精子提供』80頁）。

なかには、検査後に人気のない廊下へ呼び出され、看護師長から、ＤＩを受けることは言わない方がいいですよと告げられ、これは「人に言ってはいけないことなんだ」とうしろめたさを「実感」した女性もいました（『精子提供』60頁）。

このように、ＤＩで子どもをもうけたカップル、そしてＤＩを実施する医療機関、そしてドナー自身にとっても、〝秘密保持〟が望ましいとされていたのです。

けれども、ここにはＤＩで生まれた人の視点が欠けています。生まれてきた子どもたちにとって、ドナーを知らないでいることがどのような意味をもつのか、最近になるまであまり注目されてきませんでした。

提供精子で生まれた人にとっての秘密

「不妊治療」の現場では、医療者もカップルも、妊娠して子どもを誕生させることだけに関心をもち、その子が成長し、ティーンエージャーになったときに、ＤＩを利用したという事実を伝えるかどうか、どう伝えるかという問題をあまり考えていないという指摘もあります。

「赤ちゃんを腕に抱けば、『治療』のことはすべて忘れますよ」などと言う医師もいたそうです。当事者であるカップルとその子にとって、現実から目を逸らしてしまうことは、必ずしも正しくはありません。

みずからが慶応大学でのＤＩで生まれたことを実名で公開した男性は、ＤＩの「一番の問題は、生まれた子どもが大きな精神的負担を強いられること」だと言います。「遺伝上のルーツを知ることができないこと、そして両親が子どもに事実を隠そうとすることだ」と（毎日新聞「論点」２０１３年3月17日）。

自分のルーツ、遺伝子の半分を知らないでいる（ドナーが誰だか分からない）ということは、ＤＩという方法で生まれてきた子どもたちにとって、「不安」や「欠落」を意味するそうです。この男性はこのようにも言っています。

「自分がどこの誰だか分からない。闇に放り出されたような感じで、とにかく不安なんです。僕は本能的に父親を知りたいと思う。遺伝上の父親を捜すことで、自分に欠けた半分の穴が埋められるかもしれないと。だから、親もまず子どもにＡＩＤで生まれたことをきちんと伝えてほしい。さらに遺伝上の父親を捜すことができるようにしてほしいと考えています。これから生まれてくる子どもたちに同じ苦しみを味わってほしくないから……」（『精子提供』

219頁)
また、もう一つの問題は、「両親が子どもに事実を隠そうとすること」。これは、子どもにとって、親との信頼関係や自分のアイデンティティの崩壊、さらに自分の存在そのものを否定されるということを意味します。DIで生まれた女性は、つぎのように語ります。
「生まれた当事者にとって何が問題かというと、親が子どもに真実を話してくれないこと。出自というのは自分の根幹に関わる土台となるもので、その上にいろいろな体験を積み重ねて自分ができていく。でも、あるとき、突然、土台の部分が違うと言われたら、積み重ねてきたものもすべて崩れてしまうように感じるのです」(『精子提供』216頁)
「親自身もこの技術を選んだことを肯定できていないから。親が隠したいと思っていることが伝われば伝わるほど、子どもは自分の存在を認められていないように思えてしまうのです」(同右)
また、自分がDIで生まれたことを知った人のなかには、「両親に隠し事をされている」「何かおかしい」と、家庭のなかに妙な緊張感を感じながら育った人もいます。
「〝何か変だな〟という感じはずっとありました。子どもにとっては自分の家庭しか知らないけれど、何だかすごく重たくて……」(『精子提供』134頁)。

そして、ＤＩの事実を知ったときに「やっぱり」と思えたのだそうです。
「父と血がつながっていないことだけは、〝あぁ、やっぱり〟と思えたんです。何一つ似ていないのは感じていましたから。そこだけは腑に落ちたけど、あとは全部嘘だったのかと。目の前にある現実がすべて崩れ落ちるような気がしたのです」（『精子提供』１３３頁）
「小さい頃からおかしいと思ってきたことが、パズルのピースのようにおさまった。37年間も騙されてきたことへの怒り、それと同時に、解放感のようなものを感じたのです」（『精子提供』１４１‐１４２頁）

不妊を解決するのではなく、「隠す」ための技術

先に見たように、日本では、医師がＤＩを受けるカップルに「秘密にしておいた方がよい」と言ってきました。男性不妊は、男性としてのアイデンティティを揺るがす「恥ずかしい」こと、他人の精子で子どもをつくることは、血統を重んじる社会において「後ろめたい」ことという社会通念もあってか、生まれてくる子どもは「夫の子」と思うことが大事であり、育ての父と遺伝的つながりがないと知ることで、子どもが幸福になることはできないと考えられてきました。

そのような「考え」が、子どもの人生に確実に暗い影を落としてきたのです。「AIDとは不妊を解決するものではなく、不妊を隠すための技術として使われていることも問題です。見かけは血のつながった家族ができても、本来、大切にすべき信頼関係は損なわれてしまう。隠し事があるなかで本当の親子関係は築けるのか。子どもが欲しいと望むなら、ちゃんと真実で向き合える関係をつくることが子どものためだと思うのです」（『精子提供』216頁）

さらに、遺伝子解析技術の進展により、親など血縁者の遺伝性疾患をあらかじめ知っておくことで、自分に将来起こりうるリスクを把握し、予防につなげることができるということも出自を知る権利を主張する根拠となりえます（最近では、乳がんの発症前遺伝子診断を受け、リスクを下げるために乳房の切除を行なったアンジェリーナ・ジョリーの話が知られていますね）。

DIで生まれた人のなかには、自分が「精子」というモノで生まれたという感覚に耐えられず、そこに「人」がいたということを確認したいという人もいます。

「それまでの私も本当の自分ではないような気がしました。AIDで生まれたことも、母親と『精子』というモノで自分ができているような感じがすごく嫌だった。私が提供者を知りたいと思うのは、生命の誕生する現場に確かに『人』がいた、ということを実感したいから

なのです」（『精子提供』２１７頁）

この感覚は、実際に「人」としてのドナーと会って話をすることでしか満たせないでしょう。

子どもの出自を知る権利

ドナーを知ることは、自分たちの「基本的人権」であると、成人したＤＩ児たちが声をあげ始めました。それに対応して、ドナーの情報の開示を認める国も出てきました。

世界に先駆けてスウェーデンが、ＤＩで生まれた子の出自を知る権利を認めています（「人工授精法」１９８４年成立、85年施行）。他にもノルウェー、オランダ、英国、フィンランドやニュージーランドなどで、２０００年代に入ってから、ドナー精子や卵子によって生まれた人のドナーを知る権利を定めた法律が成立・施行されています。

スウェーデンでは、人工授精法によって、精子ドナーの匿名を廃止しました。この法律では、ドナー自身は、自分の精子で子どもが生まれたかどうかをあらかじめ知ることはできません。しかし、生まれた子どもは、18歳になれば、ドナーの氏名や住所を知ることができるのです。この法律の施行によって、スウェーデン国内の精子提供者は激減し、ＤＩを求めるカップルの待機期間が長くなってしまったそうです。

匿名の精子ドナーを求めるスウェーデン人は、匿名を認めている隣国のデンマークへ渡航するようになったそうです。「生殖ツーリズム」ですね。デンマークでは、匿名の精子か非匿名かを、ＤＩを利用するカップルが選択できる仕組みになっています。

このように、生殖技術で生まれた人の「出自を知る権利」が認められるようになった背景として、成人したＤＩ児たちが声をあげ始めたことがあり、その根拠として「子どもの権利条約」第７条１「児童は（中略）できる限りその父母を知りかつその父母によって養育される権利を有する」と、「欧州人権条約」第８条の「私生活と家庭生活の尊重についての権利」が挙げられています。

ドナーの身元開示の動きが高まっているなか、ドナーとなる男性の背景も大きく変化するかもしれません。スウェーデンでは、以前は、お金を必要とする若い大学生や兵士などが多かったそうですが、ドナー情報の開示を認めた「人工授精法」施行後は、年齢層が上がり、すでに家庭をもち子どものいる男性がドナーとなるケースが増えたそうです。

子どもに事実を伝えない親

けれども、当然のことながら、DIで子どもをもうけた親が、その事実を子どもに伝えなければ、子どもは「知る権利」を行使することはできません。実際には、子どもにDIの事実を伝えない選択をする親が多いことが分かっています。

社会学者たちは、DIで生まれた子どもには、その事実を早く知らせるべきだと言います。しかし、DIを用いたカップルは、どの国でも、その多くが子ども自身には知らせていないというのが現状です。日本でも、慶応大学でDIを受けたカップルのうち「できれば子どもに知らせたい」と答えた夫は、わずか1％にすぎないというアンケート結果が出ています（石原理『生殖医療と家族のかたち――先進国スウェーデンの実践』平凡社新書、2010年、84頁）。

スウェーデンでは2003年に、DIで生まれた人がドナー情報（氏名や住所）を請求できる年齢（18歳）に達しましたが、2010年まで、自分の情報を請求する人は出てこなかったそうです。子ども自身がドナー情報を知る必要はないと考えているのか、それとも親がDIで生まれたことを伝えていないのかが議論になりましたが、親が子どもにテリングをしていない可能性の方が高いと考えられます。

日本でも、DIで生まれた人たちが、その心情を語り始めるようになりました。彼らがその「事実」を知るきっかけは、家族に何らかの不幸な出来事があったときだといわれます。たとえば、父親が遺伝性の病気を発症し、「自分にも病気が遺伝しているかもしれない」と心配しているときに、母親から「あなたはお父さんと血がつながっていないから大丈夫だよ」と言われたり、両親が離婚する際に、その事実を聞かされたりするそうです。ただでさえ自分を取り巻く状況が混乱している最中に、ＤＩで生まれたという事実を伝えられ、二重の「衝撃」を受けてしまうのです。

子どもにありのままの「事実」を伝えようとする夫婦（カップル、シングルマザー）は、子どもの誕生日や楽しい家族旅行の最中など、家族が「幸せ」を感じられる時間にテリングを行なうといいます。ＤＩは秘密にすべきことでも、後ろめたいことでもない、私たちは心から子どもを望んでいた、生まれる前からあなたを愛していたと率直に伝えるのです。

日本でも、ＤＩを受けた親たちからなる自助グループがあり、子どもにどのように伝えたらよいかと迷う親に対して、すでにテリングを終えた親がみずからの体験を話り、「事実」を伝えようとする決意を後押ししたりしています。

ドナーの身元開示を求めて訴えを起こした１４２人の「スターバックの子どもたち」は、

週末に浜辺に集まり、サッカーやバーベキューを楽しみました。全員がダヴィッドの精子で生まれた「異母きょうだい」です。DI児たちは、生物学的な父親が分からなくても、「きょうだい」を知ることで、アイデンティティの欠落を少しでも埋めることができるといいます（77頁参照）。「きょうだい」同士で遺伝的なつながりを確かめるのです。

その晩、キャンプファイヤーで大きな焚火《たきび》を囲みながら、一人が言います。

「僕は育ての親や家族を愛している。みんなもそうだろうし――そのことについては何の疑いもない。でも最高の週末だ。こういう家族をもてない人がいるのはフェアじゃない」

「フェアじゃない」というのは、両親からDIの事実を聞かされずに、自分がDI児であることを知らないでいる子どもたちが多くいることへの不満でしょう。誰に対する不満でしょうか。テリングをしない親でしょうか。あるいは、ドナーの〝秘密保持〟にこだわり、親に〝秘密〟を勧める医師たちに対してなのでしょうか。

新たな大家族の誕生

さて、ダヴィッドはその後、どうしたと思いますか？

彼は、弁護士から分厚い封筒を手渡されます。

「これは？」

「原告団の142名。全員のプロフィールだ。お前の子どもたち」

「俺のじゃない」

帰宅後、いったんはキッチンのごみ箱に封筒を捨てたダヴィッドでしたが、どうしても封筒の存在が気になって仕方ありません。ついに、封筒を開けます。目をつぶり、まるで籤引《くじ》きのように一枚を抜き出します。

「誘惑に負けた」

そうっと目を開けて、プロフィールを見た瞬間、彼は驚きに凍りつきます。

その青年の名は、リカルド・ドナテッリ。誰もが知る超有名なサッカー選手でした。

友人と共に試合の観戦に行ったダヴィッドは、リカルドを全力で応援します。そして彼が見事にゴールを決めると、飛び上がって喜びます。

「俺のDNAがプロサッカー選手に！」「分身が決勝ゴールを決めた気分だよ」

これを機に、彼は封筒のなかの原告（子ども）のプロフィールを1枚ずつ取り出して見るようになりました。子どもたちはそれぞれ、必死に生きていました。ダヴィッドはその姿に打たれ、彼らの幸せや成功の手助けをするようになります。あるときは、バーテンダーのアルバイトをしている俳優志望の青年の代わりに店番をやってあげて、彼をオーディションに行かせたり、薬物中毒の女性の更生の手助けをしたり、地下鉄の通路でストリート・ミュージシャンをやっている青年の歌を、毎晩聴きに行ってあげたりしました。

そして、ついに一大決心をします。自宅のパソコンに向かい、マスコミに宛ててメールを打ちました。「私がスターバックです」と。メールを見たマスコミは、一斉に臨時ニュースを流しました。

その後、裁判にかかりきりで、すっかり連絡の途絶えてしまった妊娠中の恋人・ヴァレリーのもとを訪ねると、彼女が出てきません。どうしたのだろうと思って玄関前をうろうろしていると、救急車が到着しました。早産になったようです。

搬送先の病院で、小さいながらも誕生したわが子を抱きながら、彼は眠っているヴァレリーに付き添っていました。

「ダヴィッド・ウォズニアックさん。お客様ですよ」

その声で、ダヴィッドはハッとして目を覚ましました。いつの間にかヴァレリーの傍らで眠りこけていたのです。

病院のロビーへ向かった彼は、突然の拍手で出迎えられます。驚きに立ち尽くす彼の目に飛び込んできたのは、多くの若者たち――スターバックの子どもたち――が玄関にひしめいている光景でした。歓声が響きます。その先頭にいたのは、父と二人の兄たちでした。

父が尋ねます。「赤ん坊は元気?」ダヴィッドはうなずきます。

「じゃ明日から仕事だ」

父子は抱き合います。兄たちも二人の抱擁に加わりました。するとそこへ、その場にいた数十人の「子どもたち」も加わったのです。ダヴィッドと父と兄と「子どもたち」数十人の、大きな抱擁の輪ができました。それに気づいた父と兄は、周りを見回して言いました。

「ちょっとへんだな」その場に苦笑いが沸き起こりました。

「失礼」ダヴィッドは輪を解くと、「子どもたち」に向かって言いました。

「俺はダヴィッド・ウォズニアック。生物学上の父親だ。――弟が生まれたぞ。早産だったが元気だ」

「会える?」と子どもたち。

「この人数で?」

その場に笑いが起こりました。

生殖医療によってもたらされた、新たな大「家族」の誕生です。

【コラム2】 死後生殖

序章で述べた「死後生殖」について、各国はどのような対応をしているのでしょうか。たとえばイギリスでは、夫が生前に死後生殖について同意していれば、亡き夫を父として登録することができますが、相続権は認められません。オランダ、カナダ、スペインなどは、夫の死後12か月以内に限り、生前同意を条件に死後生殖を認めています。他方、デンマーク、ドイツ、スイス、フランス、イタリアなどでは禁止されています。

日本では法規制がありませんが、日本産科婦人科学会は、生殖補助医療（ＡＲＴ）の実施は婚姻関係にある男女間（夫婦間）に限定しています。そのため、夫か妻のどちらかが亡くなった場合は、婚姻関係が解消されることになり、生殖補助医療は受けられないということになります。２００７年に、本人が死亡した凍結精子は廃棄するという「見解」を出しています。

たとえ医師たちが死後生殖の実施そのものを認めたとしても、子どもとの父子関係が否認されたり、父親からの相続権を認められなかったりと、生まれてきた子どもの身分や権利が制限されたままでは、「子どもの福祉」という観点から問題が残ります。

また、出生のときから遺伝上の父親が存在しないということを問題視する見方もありますが、第二章で見たように、「結婚」抜きで（夫なしで）子どもをもうけるシングルマザーは増えつつあります。「そのような子どもは不幸になる」とか、「生まれない方がよい」と言いきることができるのでしょうか。

さらに、死後生殖で議論されるべきなのは、自分の死後、精子を使って子どもをつくることについての夫の同意や、その精子で亡き人の子どもを生むことになる妻の意思確認の問題です（当事者たちのインフォームド・コンセント）。

死後生殖に関する夫の生前同意を得るには、目の前に死が差し迫った状況下での意思を確認しなければなりませんが、予期せずして急に亡くなってしまった場合には、意思確認ができないことになります。他方、死亡した夫の精子で子どもを生むことについての妻の意思を確認することもまた、困難をきわめるでしょう。「家」の存続のために、妻が亡き夫の子を生むように何らかのプレッシャーをかけられ、「子どもを生むための手段」として利用されることがあったり、あるいは「家」のなかでの自分の地位や存在意義を確保するために、妻が亡き夫の子を生むことを望む場合もあったりするかもしれません。

凍結胚（夫婦の受精卵）を用いた死後生殖についてはどうでしょうか。

生殖医療が進んでいるイスラエルでは、夫が死亡した場合、死後1年以内であれば、夫婦の凍結胚を妻の子宮へ移植することができます（ソーシャルワーカーの許可が必要）。他方、妻が死亡した場合は、本人の生前同意があれば、別の女性に胚移植し、代理出産してもらうことができるとされています。

インドのある代理母出産の斡旋会社は、日本人向けにウェブサイトをもうけ、凍結胚を冷凍便でインドに送れば、インド人代理母に懐胎してもらって、「元気な赤ちゃん」を送り届けることができると謳っています。

息子夫婦を亡くした親が、彼らの凍結胚をインドへ送り、「孫」を代理出産してもらう……などという話も現実になりそうな気がしてきます。

第四章　遺伝子を選べる時代は幸せか？

遺伝子解析技術と着床前診断

生まれた瞬間に寿命が分かったら

そう遠くない未来――。

「子ども」は自然に授かるものではなく、受精卵の遺伝子を調べて「選ぶ」ことが「普通」になっていました。

映画『ガタカ』の主人公ビンセントは、あえて「選ぶ」ことをせずに、「自然」に子どもを生むことを望んだ両親の決定をこう振り返ります。

「両親の愛の結晶として生まれる子どもは幸せだというが、そんなのは昔の話だ。なぜ母は僕を生むとき、遺伝子学者に頼らず、神にすべてを託す気になったのか――。

昔、子どもは無事生まれさえすればよしといったが、今はそうではない。生まれてわずか数十秒後には推定寿命と死亡原因が明らかになってしまう時代だ」

２０ＸＸ年、医療施設の分娩室で、夫の立会いのもと、ビンセントの母となる女性が出産のときを迎えようとしていました。幾度となく襲いかかる陣痛の波に耐えながら、彼女は力を振り絞って、念願の男の子を生み落とします。元気な産声とともに誕生した赤ん坊を取り上げるや否や、医療者は足から採血し、採取した血液をシーケンサーにセットします。すると、即座に「結果」がはじき出されました。プリントアウトされてきたデータを、医療者が読み上げます。

「神経性疾患の発症率60％。そううつ病の発症率42％。注意力欠如の可能性89％。（少しためらってから）……心臓疾患の発症率99％。……長くは生きられないでしょう。推定寿命は

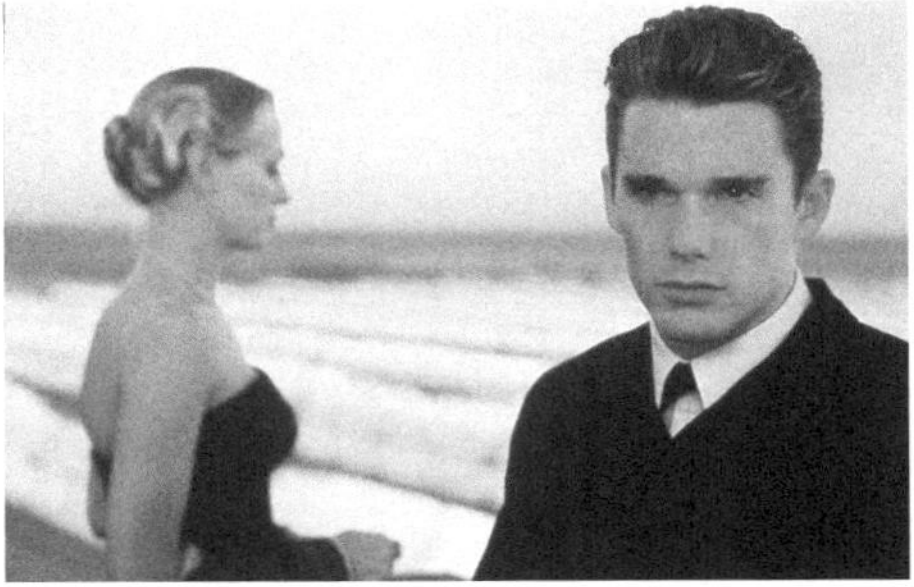

『ガタカ』Blu-ray：2,500円（税込）好評発売中／発売・販売元：（株）ソニー・ピクチャーズ エンタテインメント

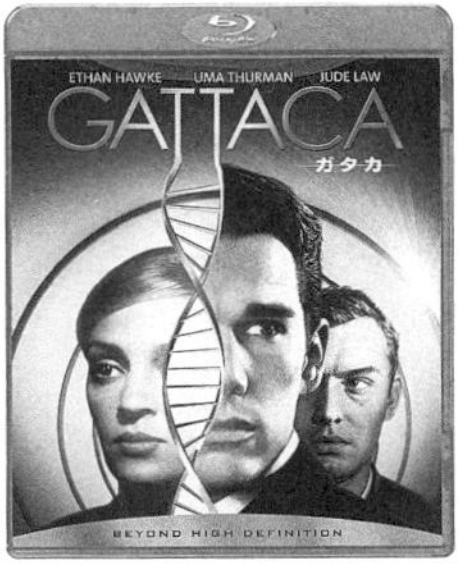

30・2歳です」

分娩室で立ち会っていた父親は、それを聞いて絶句します。

「たったの30歳……」

母親はやっとわが子に出会えた喜びが勝ってか、愛おしそうに彼を抱きしめて言います。

「大物になるわ。きっとね」(この言葉は的中します)

(『ガタカ』"GATTACA" 1998年)

両親が「自然」の手にゆだねて授かったビンセントは、生まれつき心臓に「爆弾」を抱え、すぐに鼻血を出したり、熱を出したりと、年中病気ばかりしている虚弱体質の子どもでした。両親が学校に行かせようとしても、万が一のことがあった場合、学校では責任を負いかねるとして、入学を断られてしまいました。

手のかかるビンセントで懲りたのか、両親は、つぎの子どもは他の親たちと同じ「普通」の方法でつくろうと決心しました。「着床前診断」を行なって受精卵を調べるのです。

着床前診断とは

図3　着床前診断の手順

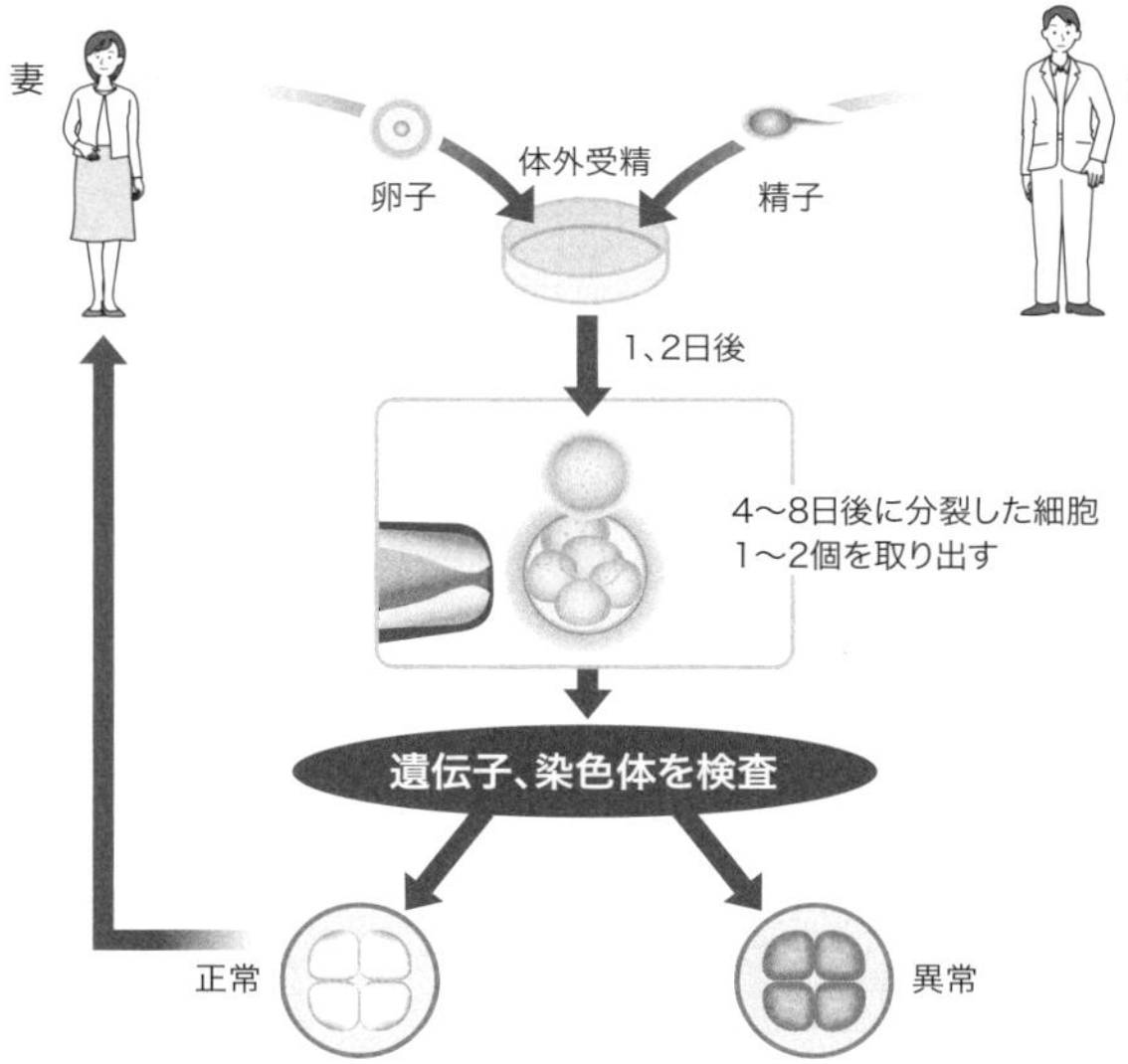

出典：『読売新聞』2006年2月19日付より

着床前診断とは、受精卵の段階で子どもの病気や性別、白血球の型などを診断できる技術です。診断に基づいて子宮に移植する胚（受精卵）を選べば、重篤な遺伝性疾患をもつ子どもの出生を回避したり、性別の希望を叶えたり（男女生み分け）、移植の必要な長子のドナーとなれる子どもを誕生させたりすることができます。「受精卵診断」とも呼ばれ、英語では、Pre-implantation Genetic Diagnosis、国際的にはＰＧＤという通称が用いられています（これとは別に、２０１２年に「新型」

着床前診断として報道されたＰＧＳ「着床前遺伝子スクリーニング」もありますが、それについては後で触れます）。

着床前診断は、体外受精の技術と遺伝子解析技術とが結びついたものです。具体的には、体外受精によってできた受精卵を子宮に移植する前（着床前）に、細胞分裂（四分裂または八分裂）の段階で、受精卵から一部の細胞を取り出し、遺伝子や染色体の変異を検査する技術です。遺伝性疾患の因子や染色体の変異等が見つかった場合には、その胚を子宮に移植せずに廃棄し、健康な胚のみを子宮に移植して、病気の子の出生を回避するのです（図３）。

１９９０年に最初の着床前診断が報告され、１９９２年に最初の子どもが生まれます。１９９０年代には、デュシェンヌ型筋ジストロフィーをはじめとする多くの遺伝性疾患の着床前診断が行なわれました。１９９８年に、染色体均衡型転座をもつ習慣流産に対する「流産の予防」を目的とする着床前診断が報告されると、それまで遺伝性疾患をもつ子の出生を避けるために実施されてきたこの技術が、その適応を大きく広げていくことになりました（後述）。

遺伝性疾患や染色体の変異をもつ胚を捨ててしまうこの技術は、文字通りの「命の選別」につながることから、スイス、オーストリア、アイルランドなどでは法律によって禁止されています。また、英国、フランス、スペイン、スウェーデンでは、対象となる疾患を重篤な遺伝性疾患に限定するなどの法規制のもとに実施されています。

デザイナーベビーと男女生み分け

同じ技術は「デザイナーベビー」や男女の生み分けにも利用されています。たとえば、受精卵を調べて、病気のために移植を必要とする子どもとＨＬＡ型（白血球の表面抗原の型）が適合する胚を子宮に戻して誕生させれば、病気の子どもを救う「ドナーベビー」（ドナーとなる赤ちゃん）を生むことができます。つまり、兄や姉を助ける「救世主きょうだい（弟妹）」を誕生させることができるのです。このようなケースは、倫理委員会の審議等を経て、すでにいくつかの国で実施されています（映画『私の中のあなた』でも取り上げられていました）。

また、着床前診断についての法規制が存在しないアメリカや、規制の緩いタイなどでは、「女の子がほしい」とか「今度は男の子がほしい」など、親の性別のニーズを満たすためにこの技術を使って、男女の生み分けが行なわれています。家を継いでもらうためや、一方の性の子どもが続いた際にファミリーバランスを考慮するなど、男女生み分けは、有史以来、人類不変のニーズなのかもしれません。

日本では、着床前診断を用いた男女の生み分けは認められていませんが、近年、タイへ渡って、この技術で生み分けをする日本人夫婦が増加しつつあると報道されています。

2012年7月16日の読売新聞の記事によると、日本では原則として認められていない男女生み分けを、タイに渡航して行なった夫婦が、当時で少なくとも90組いたことが報じられています。体外受精を行なって、受精卵の性染色体を調べれば、男女はほぼ確実に生み分けることができます。日本人がよく利用するタイ・バンコクの二つの医療機関を取材したところ、男女生み分けを行なう日本人夫婦は2009年に50組、10年には61組、11年103組と年々増えていたそうです。バンコクの仲介業者は、2012年末には、200組を超えるだろうと見込んでいたそうです。

2010年にタイで行なわれた着床前診断208件のうち、8割で生み分けが行なわれており、その多くは日本人のように外国からの希望者だそうです。インターネットで、仲介業者が希望者を募集するウェブサイトを見ることもできます。生み分けにかかる費用は、タイへの渡航費も含めて150万円くらいです。

けれども、男女生み分けは「医療ではなく親の身勝手」との批判がつよく、倫理面での議論を呼んでいます。

日本には、この技術を直接規制する法律はなく、学会の定めるガイドラインである見解（会告）が、事実上の規制根拠とされています。学会の「着床前診断に関する見解」では、対象となる疾患は、「重篤な遺伝性疾患」および「均衡型染色体構造異常に起因すると考えられる習慣流産」に限られています。

「子どもには最高のスタートを」

遺伝子解析技術が日進月歩で進展するなか、「診断」の精度も向上し、「診断」の対象となる「疾患」の範囲（技術的に「診断」可能となる範囲）も拡大していくことが容易に予想できます。『ガタカ』のような近未来には、受精卵の遺伝子診断によって、先天的な疾患だけでなく、社会的に不利と思われる要素を一切もたない子ども（『ガタカ』でいうところの「適正者」）を「選択」することもできるようになっているでしょう。

たとえば、このような「選択」です——。先ほどの『ガタカ』に立ち返ってご覧いただきましょう。

病弱な「偶然の子」ビンセントに手を焼いた両親は、つぎの子どもを「普通」の仕方で、すなわち着床前診断を利用して生むことにしました。夫婦の体外受精卵のなかから、まずは医療者が、遺伝性の病気の素質を一切もたない受精卵を選んでおきます。選ばれた受精卵をスクリーンに映し出しながら、医療者が夫婦の希望を聞いていきます。

「後はご両親が候補を選ぶだけです。まずは男女の性別の決定から」

「男の子」

医療者は、複数の胚のなかから男子の胚を選び、両親に笑顔で話します。

「ご希望は薄茶の目に黒い髪に白い肌ですね。好ましくない要因はあらかじめ取り除いておきましたので。若はげ、近眼、アルコールその他の依存症の可能性、暴力性や肥満などですね」

それを聞いて両親は戸惑います。

「何もそこまで……そりゃあ健康な方がいいですけど」

母親が医療者に訴えます。

「私たちは子どもの将来はある程度、自然にまかせた方がいいのではないかと」

すると、医療者は両親に向き直り、諭すように言います。

「子どもには最高のスタートを切らせておあげなさい。それでなくても人間は不完全なものです。子どもに余計な重荷はいりません。生まれてくる子はあなた方の分身です。それも最高のね。自然にまかせていたら、1000人に一人出るか出ないかの傑作ですよ」
——こうして弟アントンが生まれました。

「何もそこまで……」両親の見せたためらいの意味は何だったのでしょうか。そもそも「自然にまかせた方がいい」と考えていた彼らは、次子をもうける際になぜ着床前診断を受けたのでしょうか。「偶然の子」と特別視され、社会から差別を受けてしまうビンセントを見て、つぎの子どもには「余計な重荷」を背負わせたくないと考えたのでしょうか。いずれにせよ、このときの彼らにとって、「自然」と「人為的な選択」の妥協点は、病気や障害をもたない「健康な子ども」を生むという一点にあったのでしょう。両親は、それ以上を望んではいませんでした。

けれども、若はげ、近眼、肥満等、「好ましくはない」が、必ずしも「病気」とは言えない要因についても、極力、取り除いてあげることが、親の子どもに対する愛情だと医療者に諭されています。近未来では、子どもは、親の「最高の」分身であることが望ましいのです。

この映画は、2010年、アメリカ航空宇宙局NASAによって「現実的なSF映画」第

1位に選ばれています（「ハリウッドチャンネル」2011年1月6日）。現に、着床前診断についての肯定的な見解のなかには、クライエントは自分がもちうる子どものうち、最良の生、あるいは少なくとも他と同程度によい生をもつ子どもを選択すべきであるという議論もあります。『ガタカ』のような近未来の受精卵「選択」も、「現実になりそう」な気がしてきますね。

「元気な子どもが生まれますように」という願いそのものは、「自然」な親心かもしれません。では、「健康な子ども」「病気をもたない子ども」を生むために、健康な受精卵を「選んで」生むことも「自然」なのでしょうか。

さらに、「子どもに苦労をさせたくない」と、社会的に好ましくないとされる要因を受精卵から取り除いたり、子どもに「最高のスタートを切らせてあげたい」と、社会的に有利となる形質を完璧に備えた子どもを生んだりすることもまた、罪のない「親心」なのでしょうか。

『ガタカ』の描く近未来は、このようなそれぞれの親たちの「自然な」親心の結果なのかもしれません。

生命の選別、生命操作は許されるのか

現時点ですでに、受精卵の遺伝子診断によって、生まれてくる子どもの形質を「自然」にまかせて受け入れるのではなく、先天的な疾患をもたない子どもを「選択」することができるようになっています（診断可能な疾患の範囲も広がっています）。このような「生命の選別」、すなわち、体外受精卵を人為的に選んで移植したり、廃棄したりする「生命操作」は、どこまで認められるのでしょうか。

この技術が登場した１９９０年以降、様々な倫理問題が議論されてきました。病気や障害をもつ胚を選んで廃棄してしまうこの技術は、ストレートな「生命の選別」につながり、障害があれば、その子やその家庭は不幸だという「決めつけ」や「正義感」、「生きるに値しない受精卵は廃棄してよい」という優生思想を肯定・助長するものである。遺伝的に健康な子どもを生ませるために、不妊でもない女性に体外受精（そのための排卵誘発剤や採卵など）という身体への侵襲を加えることになる。自然に授かっていた生命（受精卵）を人為的に操作してよいのか、などといった批判が、障害者や女性たちから挙げられてきました。

着床前診断を依頼する夫婦のなかには、正常と診断される胚が得られないために胚移植で

きないことがあることを認識していない夫婦もいます。「診断」の前のインフォームド・コンセントのあり方も問われます。

さらに、欧米では、受精卵の道徳的地位をめぐる議論があり、カトリック教会などのように、受精卵（胚）も私たちと同じく尊厳や生存権をもつ人であると考える立場からは、体外受精で胚を作製したり、廃棄したり、選別したりすることを容認できないため、受精卵の診断にも反対の声が挙げられています。

アメリカのプロチョイス（人工妊娠中絶に関して胎児の生命よりも女性の選択を優先する立場）のなかには、着床前診断は、中絶を希望するカップルに新しい選択肢を与える技術であると肯定する人たちもいます。つまり、子宮に入れる前の段階で、まだ人になっていない初期胚のレベルで選択できれば、中絶によって女性が負うことになる身体的・精神的苦痛が軽減され、障害胎児の中絶も、胚の段階での「選別」であれば、生命倫理の観点からも容認されやすいと主張するのです。

出生前診断（胎児診断）との違い

同じ生まれる前の診断であっても、その倫理問題は、胎児を調べる診断（出生前診断）とはことなった様相を示しています。出生前診断には、胎児の病気を早期に発見し、胎児期に治療を行なったり（胎内治療）、必要に応じて高度な医療機関で分娩できるように医療連携したりと、胎児を、治療を要する一人の「患者」と見なして対処するという目的もあります。もちろん、この「診断」には、カップルに「生むか生まないか」の選択をしてもらうための情報提供という意味合いもあります。

けれども、着床前診断では、最初から受精卵（胚）の選別が目的となり、子どもへの「治療」という意味合いは含まれていません。さらに、着床前診断では、正常胚だけを子宮に戻し、「異常」胚は子宮に戻されずに廃棄されてしまうため、この子を「生むか生まないか」という選択の余地もありません。つまり、出生前診断では病気や障害があると診断されても、妊娠を継続して出産するという選択肢が残されていますが、着床前診断では、「異常」胚は廃棄されるので、選別自体が技術的手順のなかにすでに組み込まれてしまっているのです。

たとえば出生前診断であれば、ダウン症が見つかった場合でも、生むという選択肢がありますが、着床前診断ではその選択肢がありません。それは「自分たちの病気が社会から抹殺された」と同じことだという指摘が、患者団体から突きつけられています。

また、「生むか生まないか」という苦悩をスルーして、多数の受精卵のなかから子宮に移植する胚を選ぶという行為は、胚を〝モノ〟のようにして選ぶという感覚を助長させてしまうという批判もあります。『ガタカ』では、医療者がまったく悪びれた様子を見せずに、受精卵を選んでいましたね。

このような「診断」が一般化すると、「自然」に子どもを授かったり、ビンセントのような病気の子を生むという選択をしたりした親たちが、世間から「なぜ診断を受けなかったのか」「なぜ生んだのか」という目を向けられ、肩身の狭い思いをしてしまう可能性もあります。

新型着床前診断の波紋

２０１２年、神戸の産婦人科医院で、不妊患者を対象に「新型着床前診断」が行なわれ、すでに16人が出産したことが報道されて、大きな議論を呼びました（読売新聞、２０１２年7月11日）。これを行なったのは、かつて「男女生み分け」目的での着床前診断を学会への申請なしに独断で行ない、学会を除名処分されていた大谷徹郎医師です。〝掟破り〟の医師による再びの〝暴挙〟に、各界から批判の声が巻き起こりました。

従来の着床前診断では、23対（46本）ある染色体の一部しか調べられませんでしたが、「新型」の「比較ゲノムハイブリダイゼーション（ＣＧＨ）法」では、すべての染色体が調べられ、従来よりも高い精度で、ほぼ確実に「異常」を見つけられます。

少し補足をすると、この産婦人科医院で行なわれたのは、厳密に言えば、着床前診断（着床前遺伝子診断〔ＰＧＤ〕）ではなく、着床前遺伝子スクリーニング（ＰＧＳ）です。前者が、遺伝性疾患の家系の人や染色体異常（転座）による習慣流産の可能性のある人を対象に、特定の遺伝子（染色体）に絞って検査をするのに対し、後者は、原因不明の習慣流産や胎児の染色体異常の確率が高まる高齢女性を対象に、すべての染色体数の異常を調べる検査です。原因が分からずに流産を繰り返したり、体外受精でなかなか妊娠できない高齢女性には、胎児や受精卵の染色体異常が原因となっているケースもあり、このような場合、正常な染色体をもつ胚を選んで移植することで、妊娠率の向上につながるといいます。

大谷医師は、２０１１年２月から12年５月にかけ、97組の夫婦に「新型」を１回ずつ実施しました。女性の年齢は28～45歳で、いずれも受精卵の染色体異常で着床しなかったり、流産を繰り返したりした経験があり、なかには６回流産した女性もいたそうです。

受精卵を子宮に移植できた人の妊娠率は74％で、通常の体外受精の妊娠率と比べると、３倍近く高かったといいます。

大谷医師は「染色体異常のある受精卵は着床しにくく、着床しても流産に終るのが現実。染色体異常の増える高齢の方にとっては画期的な技術だ。命の選別という批判もあるが、命をつくるための技術であり、除外するものではない」と話しています。

着床前診断については、さきに見たように、国内では法規制がなく、学会が会告で重い遺伝性疾患の患者などに限定し、一般の不妊患者には認めていません。また、診断を行なう際には、個別の申請を求めています。しかし、大谷医師は、申請書に記入する患者の病歴などのプライバシーが守られる保証がないとして、申請を行なっていません。

大谷医師は、この新型着床前診断は妊娠率を上げ、流産率を下げる有効な方法であり、「今後の不妊治療のスタンダードになるべきだ」と言います（産経新聞、2012年9月19日）。

とくに女性の体内には、すでに述べたように「生物学的な時計」（卵子老化）が組み込まれており、子どもをつくることができる期間には限りがあるため、「時間との戦い」のなかにある不妊治療の利用者にとって、流産は肉体的、精神的負担を引き起こすだけでなく、大きな〝時間のロス〟になります。とくに時間の残されていない高齢の女性にとって、「新型」による流産率の低下は画期的なことだと、大谷医師は言います。技術的にも確立されている方法で、体外受精の適応のある人にとっては、リスクが高まることもないとのことです。

他方、この「新型」が流産率の低下、妊娠率の向上につながるとの主張には、賛同しかねるという人たちもいます。国際的には、必ずしも妊娠率の向上にはつながらない、あるいはむしろ、診断によって妊娠率が低下する可能性があるとの報告も出され、その有効性が疑問視されています。流産を経験した女性が、その後に自然妊娠するケースも度々見られるため、このような診断は、過剰医療だとの指摘もあります。

さらに、「新型」に対しても、従来の着床前診断と同様、「優生思想に基づいた生命の選別である」という根強い批判があります。染色体に異常のある受精卵を捨ててしまうため、たとえばダウン症（21トリソミーといわれ、21番目の染色体が3本ある）で生まれる可能性のある生命を消してしまうことになり、障害者の存在の否定につながるともいわれます。

これは「生命の選別」なのか、それとも生命を生み出すための「不妊治療」なのでしょうか。

発病する確率99％

「偶然の子」として「自然」の手によって誕生したビンセント。彼は「遺伝子至上主義」社会でどのように生きていくのでしょうか——再び『ガタカ』の近未来を繙《ひもと》いてみましょう。

「出来損ない」「不適正者」「偶然の子」と呼ばれて、社会から蔑まれるビンセント。身長も体力も、遺伝子的に「完璧な」弟には到底かなわないことを、ことあるごとに痛感させられます。眼鏡をかけて生活しているだけで、自分が「出来損ない」であることを意識させられずにはおれません。「近眼は恵まれない者の特徴」だからです。

「僕が属するのは『新・下層階級』。階級は肌の色によって決まるのではない。今や科学の力によって差別される時代だ」

そんな「地球にいたくない」という想いからか、ビンセントは物心つくころから宇宙飛行士につよく憧れていました。そのことが両親を悩ませてしまいます。

「どう頑張っても無理よ。その心臓を抱えてちゃ」

「発病しない可能性だってあるよ」

「100に一つだぞ」

宇宙飛行士への道は、完璧な遺伝子をもつ「適正者」にのみ開かれています。もちろん遺伝子による（職業）差別は法律で禁止されてはいますが、法律にはたいした拘束力はありません。ビンセントがどれほど努力し、遺伝的素質をカバーしようとしても、遺伝的に「不適格」であると判明した途端、道は閉ざされてしまいます。たとえ必死に隠して「適格者」としてふるまっても、血液検査一発で「ばれて」しまいます。

この時代、検査用のサンプルはいとも簡単にとられてしまいます。握手した手や、応募用の封筒についた唾液から。疑いのある者は、薬物検査という名目で遺伝子検査を受け、会社への適性を判断されるのです。

「叶わぬ夢だということは分かっていた。どんなに身体を鍛え、どんなに努力して試験で高得点を挙げようと、血液検査という壁が立ちはだかる」

しびれを切らしたビンセントは、ある手段を使って、宇宙ステーションに入り込むことに成功します。それは「遺伝子泥棒」と揶揄《やゆ》されることもある方法です。すなわち、DNAブローカーの仲介で、事故により足の自由を失うという悲劇に見舞われたエリート、ジェロームと契約を結び、その「完璧な」生体ID（指紋、血液、尿など）を借り、彼になりすまして、宇宙ステーションに堂々と入り込んだのです。

そして、悲鳴を上げそうになる心臓の痛みを押し殺しながら、宇宙局「ガタカ」のメンバーとして厳しい訓練に耐え、自分の夢をたくましく実現させせようとします。やがて、念願のタイタン探査船の乗員に選ばれ、一週間後の出発を待つばかりとなったとき、事件が起こります――。

「完璧」なはずなのに……

遺伝子的に「最良の」子どもを誕生させるという近未来では、「最高のスタート」を切らせてもらえた子どもたちは「幸福」なのでしょうか。このような「選択」は、私たち、ひいては人類を「幸福」にするのでしょうか。

『ガタカ』のなかで、ビンセントがその「遺伝子」を買った相手、ジェロームは、遺伝子的には「完璧」とされる、人類最高の遺伝子を備えた人物でした。しかし、誰からもうらやまれる「完璧」な遺伝子のもち主である彼は、決して「幸福」ではありませんでした。オリンピックの競技で、思いがけず〝銀メダル〟だったことが、彼のプライドをズタズタに引き裂きました。俺は「完璧」なはずなのに……彼は、日ごとアルコールにおぼれるようになり、ある晩、みずから車の前に飛び出したのです。

そんなジェロームは、遺伝的に「不適正者」とされながらも、宇宙飛行士の夢を決してあきらめずに日々を精一杯生きるビンセントの姿に、徐々に感化されていきます。遺伝子的には超エリートのはずの彼が、遺伝子的な不適正者とされたビンセントのなかに、自分の夢を重ね合わせていくようになるのです。

次男のアントンをもうけるとき、なおも「できる限り自然にまかせたい」と考えていたビンセントの両親にとって、「自然」と「人為的な選択」との妥協点は、病気や障害をもたない「健康な子ども」を生むというところにあったのでしょう。そして、彼らにそのような「妥協」を強いたのは、「自然」の手にゆだねて授かった長子ビンセントを「不適正者」と見なし、「なぜ偶然の子を生んだのか」「子どもに苦労をさせて」と暗に親を責める社会のあり方だったのかもしれません。

けれど、もし両親が、その後のビンセントの生涯を――「推定寿命」をはるかに超えて、遺伝子的に不可能とされた「夢」をたくましく実現していく姿を――見届けていたら、遺伝子社会があなどっていた人間の意思の力と、自分たちが子の運命を託した「自然」の奥深さ――「確率」や「推定」の及ばない「自然」の深淵――を感じ取ることができたかもしれません。

精子バンクから生まれた天才児

現在では、受精卵を調べれば「子ども」になった場合の属性がすべて把握できるというところまで着床前診断の技術は及んではいませんが、同じような問題がすでに精子バンクで起こっています。すなわち、優れたドナーの精子を使って、優れた形質を備えた「子ども」がほしいと考える人たちがいるのです。どうせ他人の精子を使うなら、できるだけいい精子を使いたいという気持ちは理解できます。

独身女性がシングルマザーになろうとして精子バンクを利用する場合には、「目と歯が丈夫で、コミュニケーション能力の高い子」がいいと考えて、そのような属性を備えた男性をドナーに選ぶこともあるそうです。自分が死んだ後、子どもが一人残されても、「目と歯が丈夫なら何とかやっていけるし、他の人とコミュニケートできる能力に長けていれば、孤独にならずに何とか人生を送っていけるから」なのだそうです。「親心によるデザイナーベビー」とでもいうのでしょうか。

着床前診断がすでにある受精卵を「選ぶ」のに対して、精子バンクでは、受精前の精子を「選ぶ」ことになります。ヒトの遺伝情報の半分は女性からも由来しますから、精子ドナーの属性がストレートに子どもに反映されるわけではありません。けれども、親となる人たちの期待値はけっこう高かったりするのです。

第三章で、精子ドナーをノーベル賞受賞者やＩＱ１８０以上の男性に限定した精子バンクについて述べました（87頁）。このバンク〝出身〟の子ども、ドロン・ブレイクさんは、こうした親の期待を背負って生きる子どもの心情を、テレビの取材に対してこう打ち明けています。「幼いときから、母親や周囲が自分に何を期待しているのか分かっていた」と（サイエンスミステリー　ＤＮＡⅣ第二章「ある女性の選択」２００８年2月放送）。

彼は〝父親〟ゆずりのＩＱ１８０の天才児として、その誕生時からマスメディアに登場し、世間の注目を集めました。母親は彼に英才教育を施し、わが子の天才ぶりに目を細めていました。期待に応えようとする半面、ドロンさんは、自分は周りの子どもたちとは違うという疎外感や、「精子野郎」「天才野郎」といったいじめやからかいに悩まされるようになりました。思春期に入ると、彼は次第に内向的になり、人間不信に陥ったと言います。天才的な頭脳を生かして、科学者として活躍することをつよく希望した母親との間にも軋轢が生じ、成人後は、親元を離れて生活するようになりました。

大人となった現在、彼は、母親の望んだ科学者になることをやめ、子どもの頃に読んでいた数学や科学の本をすべて捨ててしまい、小学校の教師として、子どもたちと接することを楽しみながら毎日を充実させようとしています。

科学者だったドロンさんの母親（シングルマザーとして彼を生み育てた）は、現在、犬のブリーダーをしているそうです。「天才児」だった息子が自分の望む科学者にならなかったことや、母親から遠ざかり、家を出ていってしまったことによる心の穴を埋めるためなのでしょうか。家では数多くの犬たちに囲まれた生活をしていました。とくに可愛がっていた犬は、出産を間近に控えていました。それを見た取材スタッフが、彼女に聞きました。

「この犬の父親はどの犬ですか？」

「知らないわ」

彼女はあっさりと答えます。

「犬の精子バンクもあるのよ」

希少な犬種をつくるために、高い「種付け料」を支払って、種付けをしてもらったのだそうです。

希少な「天才児」をつくるために精子バンクの利用を選択したとき、彼女は20年後を想像できていたのでしょうか。生まれてくるわが子が、自分と同じように感情や意思を抱き、母親の理想のためではなく、みずからの人生を生きるべく、独立していく日のことを。

第五章　生みの親か、遺伝上の親か

体外受精と代理母出産

生命操作は「神の領域」

グレーの背景のなかに、透明な卵子が浮かび上がります。理恵は顕微鏡のレンズを覗《のぞ》き込み、レンズの向こう側、細いピペットの先端に焦点を合わせます。卵子の卵膜を、鋭利なピペットの先端が貫きました。それを卵子の細胞質内まで差し込んで、精子を注入します。

この瞬間、私は神になる――。

一瞬そう思ってから、彼女はあわててその思い上がりを打ち消します。後はこの卵が受精してくれるのを祈るだけです。

『ジーン・ワルツ』の主人公・曾根崎理恵は、不妊治療を専門とする産婦人科医。顕微授精では抜群の手技を発揮し、その技術の高さとスマートな性格から、〝クール・ウイッチ〟(冷徹な魔女)と呼ばれていました。

(海堂尊『ジーン・ワルツ』新潮文庫、2010年)

このようにヒトの精子と卵子を体外に取り出して操作する「体外受精技術」の登場によって、「親になりたい」と望む多くのカップルに「子ども」を誕生させることができるようになりました。他方で、このような生命操作は「神の領域」であり、人間が足を踏み入れてはならないという批判も、依然としてカトリック教会などから出されています。同じ技術によって、他人の卵子をもらって子どもを生んだり、子宮を借りて、代わりに出産してもらったり（代理母出産）することも可能になりました。それにともない親子関係の解釈も問題となってきます。

人の手による生命操作によって、私たちの目の前にどのような問題が展開されているのでしょうか。本章では、不妊に悩むカップルにとっての「福音」でもある「体外受精」と「代理母出産」という先端医療技術がもたらしたモラル・ジレンマを追っていきましょう。

「バイパス」としての体外受精

２０１０年、世界で初めて体外受精児を誕生させた英国のエドワーズ博士が、ノーベル医学生理学賞を受賞しました。彼は産婦人科医のステプトゥーと共に、１９７８年に世界で初めて体外受精に成功し、世界初の体外受精児、ルイーズ・ブラウンが誕生しました。この体外受精によって生まれた女の子は「試験管ベビー」と報道されました。センセーショナルな報道とは対照的に、この技術そのものは比較的「地味」な（?）ものでした。

ルイーズ・ブラウンの母親は、卵管閉塞による不妊で悩んでいました。卵管が詰まっていて、卵子が精子と出会えないでいたのです。そこでエドワーズとステプトゥーは、卵管の閉塞をそのままにして、卵子を体外に取り出し、シャーレのなかで夫の精子との出会いを実現させました。受精した卵を女性のタイミングに合わせて子宮内に移植すると、受精卵が着床。後は通常の妊娠・出産と同じ過程をたどりました（卵管閉塞という患部を迂回して、子どもをもちたいという希望を叶える「救済治療」ですね）。

医療者たちが心配していたのは、自然な生殖プロセスである体内受精を「体外」で行なったことによって、生まれてきた子どもに何らかのリスクがあるのではないか。また、そのような子どもは親の「不妊」を受け継いで、生殖能力をもたないのではないかということでした。けれどもルイーズは、生まれた後、他の子どもと何も変わらず成長し、結婚後、自然妊娠で出産しました。

エドワーズとステプトゥーは、「卵管が詰まっているのなら、そこをバイパスさせては」という患者からの言葉をヒントに、体外受精のアイディアを得たといいます（金城清子『生殖革命と人権――産むことに自由はあるのか』中公新書、1996年、48頁）。まさに「バイパス医療」ですね。

ルイーズ誕生後、体外受精の技術は瞬く間に世界に広がり、多くの試験管ベビーが相次いで誕生しました。日本での体外受精による出産例は1980年代に入ってからですが、現在、全国で誕生する子どもの36人に一人は試験管ベビーという状況になっています。

臨床応用された当初、体外受精は、卵管閉塞などによって受精が妨げられている人の「生殖補助」として捉えられていました。先ほどのエドワーズとステプトゥーは、この技術を、不妊に悩む人たちのための、あくまでも補助的な医療であると考えていました。つまり「生殖医療」は、あくまでも「生殖補助医療」であって、生殖プロセスのうち、うまくいっていない部分を「補助」するだけで、生命そのものを生み出すことができるわけではありません。卵管が詰まっていて卵子が精子と出会えないでいたり、夫の精子の数が少なく、自然な状態では卵子にたどりつけないでいたりする場合に、シャーレのなかで精子と卵子の出会いをセッティングし、受精のための条件をそろえてあげるだけなのです。

精子を「選ぶ」プレッシャー

さらに、冒頭に出てきたように、卵子に精子を直接人為的に入れる技術は「顕微授精」といいます（こちらも体外受精技術の一つですが、通常の体外受精よりも高度な技術で、先の体外受精では妊娠しなかった場合に行なわれます）。夫の無精子症などで精子数が極端に少ない場合、医療者が選んだ一つの精子を、「ピペット」と呼ばれる髪の毛の10分の1ほどの細さのストロー状の器具で人為的に卵子のなかに注入します。精子を注入された卵子が受精し、分裂を始めたら、子宮に戻します。この技術を用いれば、極端な話、精子一つだけで子どもをつくることも可能になります。

さきの体外受精では、シャーレに入った夫の精液のうち、どの精子が受精するのかは分からないのに対して、顕微授精では「どの精子を選ぶか」が医療者にゆだねられている点に、別の倫理問題があります。

不妊治療を受けていた太田光代さん（夫は爆笑問題の太田光さん）は、顕微授精は、医療者が精子を選ぶことになるという点に抵抗を覚え、なかなか利用する気になれなかったと語っていました。

精子を選び、卵子内に注入する作業を行なうのは、医師であることもありますが、エンブリオロジスト（胚培養士）と呼ばれる人たちが行なうこともあります。欧米での体外受精は、このエンブリオロジスト主導ですが、日本の体外受精は医師主導で始まりました。

かつて、体外受精は「医療行為」と主張され、医師以外が卵子を操作することは医師法違反と批判されることもありましたが、現在は、「医師以外が生命操作に立ち入るな」などと言う人はほとんどいないでしょう（カトリックからすれば、医師であっても生命操作に立ち入るべきではないということになるでしょうが）。世界初の体外受精でイニシアチブをとったエドワーズも、生殖生理学博士で、医師ではありません。彼の役割が現在のエンブリオロジストという職業の原型となったといわれています。

体外受精（顕微授精含む）を手掛けるエンブリオロジストは、7割が臨床検査技師出身で、後は農学部や獣医学部、理学部などで動物の体外受精を学んだ人たちです。最近では、後者が増えつつあるそうです。現在では、この職業に国家資格はなく、技術格差もあるそうです。患者はエンブリオロジストを選べません。もしかしたら経験の浅いエンブリオロジストにあたって、卵子が受精しないこともあるのかもしれません。

顕微授精はエンブリオロジストの技量が問われます。本来なら、平均4億個の精子が熾烈な競争を経て淘汰され、生き残った1個（あるいは2個）が卵子に入り込むことができます。しかし、顕微授精では、この自然淘汰を経ることがなく、卵子に注入する精子を決めるのは、エンブリオロジストないし医師です。同じ両親から生まれるきょうだいの容姿や能力、性格などがことなるように、医療者がどの精子を選ぶかで、その子どもや育てる親の人生が変わってくる可能性があります。

もちろん、スイムアップ法（遠心分離法で選ばれた精子に培養液を加え、上澄みに自力で浮かび上がってくる元気な精子を採取する方法）など、より良好な精子を選別するための方法を用いるのですが、同じように健康な精子が数個あった場合、そのうちのどれを選ぶかは、医療者にかかっています。このことは、直接、卵子を扱うエンブリオロジスト自身にとっても大きなプレッシャーとなってのしかかってきます。初めてヒトの卵子に触れたときに「手が震えた」という人もいます。とくに高齢の女性で、これが最後かもしれない卵子に顕微授精を行なうときには、手が震えてシャーレをひっくり返しそうになるエンブリオロジストもいるそうです。医療者にとってもそれだけ責任感の生じる仕事なのです。

「プレッシャーは感じています。とくに、卵子が1、2個しかない場合、妊娠するチャンスは限られてくるわけです。なるべく元気で良好な精子1個をつかまえてこれにしようと思ったら、あっちの方がよさそうだなと思うこともあります。こう言って誤解されては困るのですが、迷い出したらきりがありません。責任を日々感じながら働いていますが、それに押しつぶされては仕事はできません。精子を選別するハードルを高くすることで対処していくしかないのです」（須藤みか『エンブリオロジスト――受精卵を育む人たち』小学館、2010年、198頁）

ローマ・カトリック教会は、当初から体外受精（顕微授精を含む）に批判的で、２０１０年にエドワーズ博士がノーベル賞を受賞した際も、「不快感」を表していました。けれども、一般的には、夫婦間での体外受精（顕微授精を含む）そのものが、批判の的になることはあまりありません。現在の議論の中心は、体外受精卵を用いた代理出産や第三者の精子や卵子を用いた体外受精、研究のための受精卵の作製などに向けられています。

三つの「タブー」

冒頭のシーンで顕微授精を行なった理恵は、三つの受精卵を女性の子宮に移植しました。一見、ごく普通の「不妊治療」の一コマにも思われるのですが、何かが「不自然」です。よく見ると、受精卵を移植されたのは、50代の女性でした。通常では妊娠がまず考えられない年代です。

実はこのとき、彼女は少なくとも三つのタブーをおかしていました。

まずは、夫婦間以外の配偶子（精子・卵子）で体外受精を行なったことです。このとき理恵が受精させたのは、自分の卵子と夫の精子、それから自分の卵子と、大学の上司でもあり、不倫相手でもあった清川吾郎の精子でした。後者が問題です。現在、日本では、体外受精卵を作製する際には、夫婦の精子と卵子を用いなければなりません。さきのＤＩの場合は、夫以外の第三者の精子を用いることが認められていますが、体外受精では、夫以外の精子を用いてはならないとされています。

また、彼女は、これらの受精卵を、自分以外の女性の子宮に移植しました。これも現在の日本ではルール違反です。学会の会告によって、日本では「卵と子宮の一致」が常識とされています。受精卵は、その遺伝的な母である（卵子のもち主である）女性の子宮へ移植されなければならないとされているのです。

さらに、三つ目は代理出産です。理恵は、自分の子どもでもある「たまご」を、子宮を摘出した自分に「代わって」生んでもらうために、受精卵を移植しました。誰の子宮に移植したのでしょうか。――そう自分の母親です。

体外受精は夫婦間に限る、卵と子宮の一致、代理母出産――いずれも日本では、法律に基づく規制や指針はなく、もっぱら学会の見解（会告）が、事実上のガイドラインとなっています。以前、長野県の産婦人科医が、妻以外の卵子を用いて体外受精を行ない、学会を除名処分になったことがあります（この医師は裁判を起こし、後に和解して再入会しています）。また、この医師はその後、法整備がなされないまま、代理母出産を手がけて問題となりました。

理恵の場合も、ことが発覚すれば、ただではすまされないでしょう。けれども、彼女は「子宮を失ってしまったけれど、子どもがほしい」と望む一人の女性として、また同じような立場にある人たちを苦しみから救済したいと考える医師として、あえて代理母出産に挑んだのでした。

この『ジーン・ワルツ』の後に書かれた『マドンナ・ヴェルデ』には、娘の代理母となった女性・みどりの視点から、ことの一部始終が描かれています。

「祖母」が「孫」を生む

体外受精という新たな生殖技術の登場により、シャーレ内にできた受精卵を、卵子のもち主ではなく、別の女性に「代わりに」生んでもらうことができるようになりました。これが「代理母出産」です。体外受精も、夫婦間でのみ行なわれるのであれば、さほど問題にはなりません。しかし、それが第三者（夫婦以外）の卵子や精子を用いたり、シャーレ内の受精卵を妻以外の人に移植し、出産したりしてもらう場合には、大きな倫理問題に発展することもあります。

近年、日本でも、生まれつき子宮のない娘に代わって、母親が娘夫婦の受精卵を懐胎し、子ども（孫）を出産するというケースが話題になりました。学会のガイドラインを無視した医師の先走った行動とともに、「祖母が孫を生む」という事実が、大きな議論を巻き起こしました。体外受精、代理母出産という方法を使えば、祖母が孫を生んだり、妹が姪《めい》（姉の子ども）を生んだりすることもできるのです。

先端医療技術によって、今や「自分の子ではない子ども」を生むことができるようになったのです。


理恵が医学部の学生たちに講義をしている声が聞こえてきます。ちょっと聴いてみましょう。

「人工呼吸器という利用技術の出現が脳死という社会問題を派生させました。同じように、体外受精という新たな医療技術の革新により生じた新たな問題があります。何だと思いますか」

「代理母問題です。（中略）代理母というのは、体外受精を行なった卵子を、卵子の提供者ではなく、別人に戻すことです。別名、借り腹」

（『ジーン・ワルツ』）

「借り腹」という言葉が出てきましたが、正確に言えば、これは大きく分けて二つある「代理母出産」の方法のうちの一つです。「代理母出産」には、「サロゲートマザー」と「借り腹」とも呼ばれる「ホストマザー」があります。

「人工受精型」の代理母――サロゲートマザー

より古くから用いられてきた方法は、サロゲートマザーの方で、これは代理母がお腹（子宮）だけでなく、卵子まで提供することになり、１９６０年頃から利用されていました。サロゲート（surrogate）は、「代理」という意味です。

１５３頁、図４上にあるように、この方法では、代理母の排卵期に合わせて、依頼者の夫の精子を子宮に入れて人工授精を行ないます。方法としては、さきのＤＩとまったく同じで、サロゲートマザーは、「人工授精型代理母」と呼ばれることもあります。この場合、生まれてくる子どもは、遺伝的にも代理母の子どもとなります。

実は体外受精技術がまだ登場していなかった頃は、代理母出産といえば、この方法しかありませんでした。妻が子宮を摘出していたり、子宮筋腫があったりして、自分の身体では生めず、しかも養子縁組は待機期間が長かったり、夫婦が養父母となれる年齢制限を超えていたりして、養子を育てる選択肢も断たれてしまった場合の「最後の手段」として利用されていました。

ただ、この場合、夫と遺伝的つながりのある子どもはできますが、妻とは遺伝的つながりが断たれてしまいます。また、妻にとって、生まれてきた子どもは自分の夫と他の女性との子どもであり、心情的に複雑な想いを抱くこともあります。そのため、サロゲートマザーしかなかったときには、代理母出産を選択する人はそれほど多くはありませんでした。

「体外受精型」の代理母――ホストマザー

1978年に体外受精による子どもの誕生が可能になると、新たにホストマザー、「体外受精型代理母」という方法が登場しました。これが「借り腹」です。つまり、依頼夫婦の体外受精卵を作製し、それを代理母の子宮に入れて妊娠、出産してもらうのです（図4下）。

受精卵は依頼人夫婦のもので、代理母が子宮のみ提供するため、「借り腹」とか「貸し腹」と呼ばれることもありました。この場合、生まれてくる子どもは、遺伝的には夫婦の子どもになります。この「借り腹」が可能になり始めた1980年代から、代理母出産の利用者が

図4　サロゲートマザーとホストマザー

◆サロゲートマザー

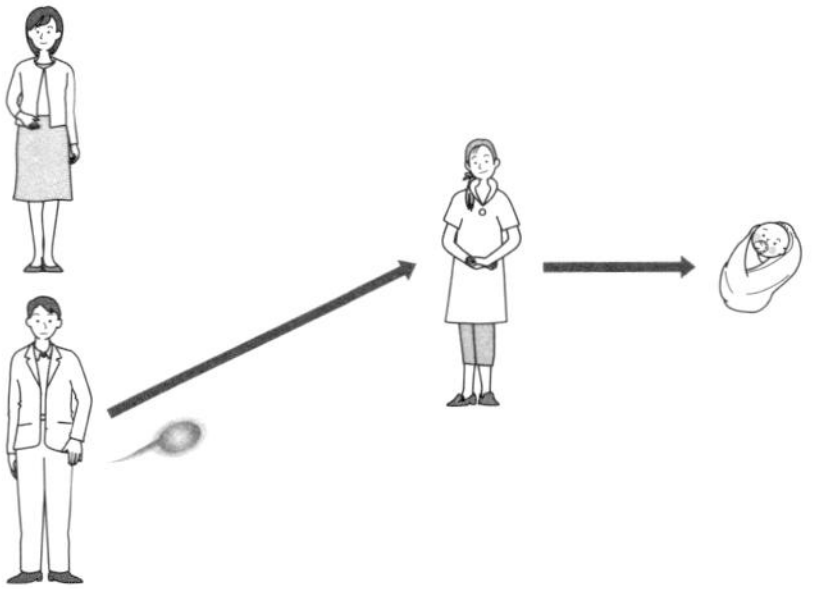

Surrogate mother：夫の精子を妻以外の女性に人工授精し出産
（卵と子宮を貸して出産）
遺伝的には夫と代理母との子ども

◆ホストマザー

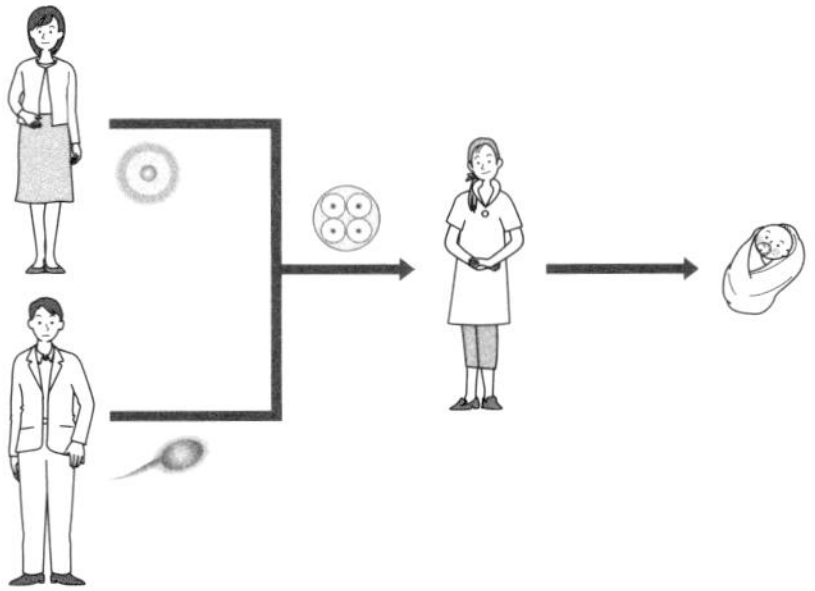

Host mother：夫と妻の体外受精卵を代理母に移植して出産
（子宮のみを貸して出産）
遺伝的には夫婦の子ども

出典：日本不妊学会倫理委員会（現・日本生殖医学会）「アンケート調査のための送付用解説図」をもとに作成

急激に増えていきました（ただ現在では、「腹を貸す」「借りる」という表現が不適切という見方もあり、「借り腹」「貸し腹」という言葉はあまり使われていません）。

たとえば、タレントの向井亜紀さんのように、子宮を失ってしまっても、卵子が残っているのなら、その卵子を取り出し、夫の精子と体外受精させ、できた受精卵を代理母となる女性の子宮に移植すれば、自分たち夫婦と遺伝的つながりのある子どもを誕生させることができます。

さらに複雑なことに、卵子ドナーのいるホストマザーもあります。第三者（依頼者の妻でも代理母でもない）から卵子を提供してもらい、依頼人の夫の精子と受精させて体外受精卵をつくり、それを代理母に懐胎してもらうという方法です。

母が3人いる！

このような方法で子どもが生まれた場合、親子関係（とくに母子関係）の捉え方が問題となります。

一般的には、子どもが誕生する場合、生む女性が子どもの遺伝上の母であり、育ての母となります。「生みの親」と「遺伝上の親」と「養育の親（社会的な親）」とが同一人物です。

けれども、代理母出産の場合には、このような従来の「親」が分離され、「生みの親」と「遺伝上の親」、ないしは「養育の親」とが別の人になります。すなわち、代理母出産は「親」の分離をもたらしたのです。

サロゲートマザーでは、代理母は子どもの生みの母であると同時に、遺伝上の母でもあります。そして依頼人という養育の意思のある社会的母親。子どもにとって、二人の「母」が存在します。代理母にとっては、ＤＩを受けて自然妊娠したのと変わらず、自分の実の子を依頼人に引き渡すことになり、子どもへの愛着から引き渡し拒否をする代理母もいます。また、生まれた子どもが事実を知った場合に、自分の遺伝上の母であり、生みの母である代理母に対して、「なんで自分を売ったの⁉」という傷ついた気持ちになるかもしれません。

ホストマザーでは、受精卵は依頼人夫婦のものなので、遺伝上の母である依頼人女性と生みの母である代理母、二人の「母」が存在します。この場合、依頼人女性は、自分と遺伝的つながりのある子どもを養育するわけですから、サロゲートマザーよりも好ましいと思われるかもしれません。けれども、代理母が子どもの引き渡し拒否をした場合、誰が子どもの「親」なのかが判断しづらくなってしまいます。生物学的な母親と出産した母親、どちらが子どもの「母」なのでしょうか。

日本では、民法に定められてはいませんが、裁判所が「分娩した女性を子どもの母とする」という見解を出しているため、代理母が子どもの法的な母親となります（後述）。

さらに複雑なのは、卵子ドナーを使ったホストマザーのケースです。この場合、卵子ドナーが子どもの「遺伝上の母」、代理母が「生みの母」、依頼人女性が「養育の母」というように、「母が3人いる」という状況になってしまいます。この3人のうち、誰が子どもの法律上の母親となるのでしょうか。日本では、この場合も「生みの母」である代理母が、子どもの法律上の母と見なされます。

日本からの生殖ツーリズム

このことは、日本で代理母出産による子どもが誕生した場合、たとえホストマザーであっても、子どもは代理母の子どもとなってしまうということを意味します。遺伝上の母親なのに、子どもの母親になれないというケースが生じるのです。

そもそも日本では、代理出産を行なうことが、公に認められているわけではありません。

日本には、代理母出産を規制する法律はありませんが、学会が代理母出産を「指針」によって禁止しており、２００８年４月、日本学術会議も代理母出産を原則禁止するという内容の提言を行ないました。女性の身体を「生殖の手段」として利用することは問題があるとしたのです。

代理母出産を利用したいと望む日本人夫婦のなかには、向井亜紀さんのように、アメリカの特定の州やインドなど、有償での代理母出産契約が認められている国や地域へ渡って、代理母出産を依頼する人たちもいます。いわゆる「生殖ツーリズム」です。独身の日本人女性がアメリカへ渡り、アメリカ人の精子と卵子を体外で受精させて、その受精卵を自分の子宮に移植して出産するというケースもあります。

日本人夫婦が海外へ渡って、国内では認められていない代理母出産を利用した場合、戸籍上の記載や国籍など、子どもの法的身分が問題になります。日本では、法務省が1962年の最高裁判決などを根拠に「出産の事実をもって母とする」としているため、代理母出産を利用して子どもを得た場合、戸籍上の母親は、依頼人ではなく代理母となってしまうからです。しかし、出生届を受理する際に、妻が子どもを生んだかどうかという事実を、日本政府が改めて確認することはほとんどなく、「代理母」に子どもを生んでもらった日本人夫婦は、政府のチェックを経ずに、生まれた子どもを自分たち夫婦の子どもとして、出生届を出すことができていました。

しかし、「母」が自然妊娠する可能性の少ない50代以降の女性の場合、「生んだ事実を確認する」ことになっているため、代理母出産であることが判明してしまい、子どもが夫婦の「実子」として認められないというケースも発生しています。

また、妻が高齢ではなくても、代理母出産であることを公表していた向井亜紀・高田延彦夫妻の場合にも、やはり生まれた双子の出生届は受理されませんでした。彼らの出生届を受理してしまえば、「生んだ人が母」という日本政府の判例を無視することになってしまうからです。向井・高田夫妻は、出生届の受理を求めて家事裁判を申し立て、東京家裁はこれを退け、東京高裁は受理を命じましたが、２００７年3月23日に最高裁が受理を認められないとする決定を下しました。

子どもの「遺伝上の母親」なのに、「母になれない」のです。

女性の「生殖機械」化

日本はなぜ、代理母出産に慎重なのでしょうか。

「代理母」に反対する意見の代表的なものを挙げてみましょう。

まずは、代理母出産は女性を「子どもを生むための道具」として利用することだという非難です。代理母出産を認めると、女性が「生殖機械」と化し、人間の尊厳を傷つけることになってしまうといいます。

これは日本の厚生労働省が挙げている禁止理由です。すでに2000年の時点で、厚生省（当時）の「生殖補助医療技術に関する専門委員会」の作業班は、代理母出産を、女性を生殖の手段として扱う技術と見なし、法律で禁じるべきだとの見解を示しています（毎日新聞、2000年6月16日）。

たとえば、日本では昔、「外腹」という言葉がありました。家の跡継ぎが必要なのに、妻との間に子どもができない場合、夫が「外腹」、すなわち妻以外の女性との間に子どもをもうけるということです。これは妻にとってだけではなく、身ごもった子どもを差し出さなくてはならない女性にとっても、非常につらい制度でした。

韓国映画『シバジ』では、李朝時代に存在していた「種受け」と呼ばれる女性（シバジ）たちが登場します。特権階級の家に跡継ぎをもうけるため、不妊の妻に代わって、跡継ぎとなる男子を生むための女性たちです。

彼女らのほとんどは、貧しい村の少女たちです。シバジが生んだ子どもが女の子であれば、シバジは娘を連れて村へ帰らなければなりません。男の子を生んだら、子どもの顔を見ずに家を出なければなりません。「シバジ」制は、人権問題であるとして、すでに廃止されています。

「外腹」も「シバジ」も、代理母出産ですよね。このような話を聞くと、子どもを生ませるために女性を「利用」するなんて許しがたいと感じる人もいるでしょう。しかし、現代でも、同じこと(代理母出産)を、体外受精や人工授精などの科学技術の力を使って行なっているだけだという見方もできます。

こうしたことを考えれば、確かに代理母出産は「女性を生殖の手段として使う」という批判も理解することができるのではないでしょうか。

さらに、金銭契約をともなう代理母出産は、新生児売買であるという批判もあります。確かに、代理母が報酬目的で子どもをつくって、それを売り買いするのは、人身売買のようにも見えます。

かつては、代理母出産契約の際に、子どもの「生命の質」によって、報酬に差がもうけられていることもありました。生まれてきた子どもが健常児であったなら、提示されていた報酬は全額支払われますが、何らかの障害があった場合には、代理母への報酬は半額、死産であれば、報酬の1割程度という「契約」です。このような「契約」は、子どもを「商品」として見なしている感じがします。

また、代理母出産によって「親子」や「家族」の概念に混乱が生まれるのではないかという懸念もあります。代理母から生まれてきた子どもが、「自分の親は誰なのか?」が分からなくなって混乱してしまうという問題です。

心変わりをした代理母――ベビーM事件

さらに、代理母が、9か月間かけて絆を育み、「お腹を痛めたわが子」への愛着を断ち切れず、生まれた子どもの引き渡しを拒否するケースもあります。

アメリカ・ニュージャージー州のスターン夫妻（ともに当時38歳）は、ニューヨーク不妊センターを訪ね、ニュージャージー州の主婦、メアリー・ベス・ホワイトヘッド（29歳）と代理母契約を結びました。

スターン夫妻は、妻が多発性硬化症という難病にかかっていて、妊娠によって症状が著しく悪化する可能性があったため、代理母出産を依頼したのです。

代理母が生まれた赤ちゃんの養子契約書に署名し、子どもを引き渡した後で、1万ドル（当時の為替レートで約153万円）が支払われるという取り決めがなされました。

代理母メアリー・ベスは9回目の人工授精でやっと妊娠し、1986年3月、女の子が生まれました。けれども、生まれた子どもを見たとき、メアリー・ベスの心の奥底から、つよい母性がこみ上げてきました。母乳をあげながら、彼女は「この子は私の子。他人に渡すなんてできない!」と思ってしまったのです。

しかし、すでに代理出産契約をしています。

出産から3日後、契約通り、依頼人のスターン夫妻が子どもを引き取りに来ます。メアリー・ベスは、涙ながらにMちゃん(仮名)をスターン夫妻に手渡したものの、やはりあふれる母性を抑えきることができませんでした。

翌日、メアリー・ベスは、スターン夫妻の自宅に駆け込み、「私の子どもを返して! 返してくれなかったら自殺する!!」と泣き叫びました。

当惑した夫妻は、彼女の気持ちを落ち着かせるため、Mちゃんをいったん返しました。けれども、その後メアリー・ベスは、謝礼の受け取りを拒否して、Mちゃんの返還にも応じませんでした。

依頼人のスターン夫妻は、裁判所から子どもの返還命令を取り付け、警官がホワイトヘッド夫妻の自宅に踏み込みました。しかし、代理母の夫のリチャードが、Mちゃんを連れて逃走したため、スターン夫妻は私立探偵を雇って、Mちゃんの居場所を捜しました。代理母メアリー・ベスの実家にいることが分かると、再び警官が踏み込み、子どもをかばうメアリー・ベスの母を突き飛ばして、Mちゃんをスターン夫妻のもとに連れ戻しました。

その後、メアリー・ベスは、Mちゃんの再返還を求めて、訴えを起こしました。

どちらが「親」？

こうした場合、代理母の求めに応じて、代理母契約を白紙に戻し、子どもを「生みの親」である代理母に返してもよいと思いますか。それとも、あくまで契約は契約であり、いったん取り決めがなされた以上、契約通り、子どもは依頼主に引き渡されなければならないと思うでしょうか。

この裁判は「ベビーM事件」と呼ばれ、「心変わり」をした代理母と依頼人とが、子どもの引き取りをめぐって争った最初の裁判として、世界中が注目しました。

1年後の1987年3月、ニュージャージー州第一審裁判所は、代理母契約を「適法」と見なし、依頼人のスターン夫妻側に、永久的な養育権を認めるという判決を出しました。つまり、契約通りに、子どもを依頼人に引き渡すべきであると、判断したのです。

これを不服としたメアリー・ベスは、ニュージャージー州最高裁判所に上訴しました。最高裁は、金銭の授受をともなう代理母契約は、新生児売買を禁止する州法に抵触するために「無効」であるとしました。金銭契約を結んで、子どもをつくって引き渡すという行為が、新生児売買にあたると判断したのです。

そのうえで、ベビーMの父親を、遺伝上の親でもある依頼人の夫ビル・スターンとし、母親は遺伝上の親であり、生みの親でもある代理母のメアリー・ベスであるという判決を出しました。

しかし、夫婦ではないこの二人が共に養育することはできないため、双方の家族生活を比較し、「子どもの最善の利益」という基準に従って、スターン夫妻に養育権を認めました。そして、メアリー・ベスには、訪問権（面会は週2回、1時間ずつ。他のホワイトヘッド家の人は会えない）が認められました。

代理出産は「人助け」か？

なぜ「生みの親」であるメアリー・ベスではなく、スターン夫妻のもとで育てられることが、「子どもの利益」に適うことだと判断されたのでしょうか。

このとき、世間の注目を集めたのは、依頼人スターン夫妻と、代理母メアリー・ベスとの社会的ステイタスの格差でした。メアリー・ベスは中卒で、無職の女性、スターン夫妻は、夫は生化学者、妻は小児科医というカップルでした。

「子どもの利益」、依頼人と代理母のどちらに育てられることが、子どもにとって幸せなのか。それは社会的、経済的に優位だったスターン夫妻の側であると、裁判所は考えたのです。

メアリー・ベスはつぎのように言っています。

「赤ん坊はスターン夫妻のような人のところにいるほうが幸せだと考える人たちもいるでしょう。新聞は必ず私が高校を卒業していないことを書きたてました。みんなはそれを読んで、どうせいい母親のはずがないと思う。高校も出ていなくて、ろくでもない男と結婚しているようじゃ、どうせいい母親のはずがない。でも、みんなは無視したけれども、私はいい母親でした。いい母親でした」（レナーテ・D・クライン編、フィンレージの会訳『不妊――いま何が行われているのか』晶文社、1991年）。

子どもが裕福なスターン夫妻の側に引き取られたことで、金銭契約による代理母出産は、結果的には、社会的、経済的に優位な人たちが、貧しい女性を「搾取」することになっているのではないかという疑問を、社会に広く投げかけることになりました。

メアリー・ベスはつぎのように続けています。

「最初は私も、代理母はすばらしい人助けの方法だと考えていました。でも、いまはわかります。代理母は社会にとってよくない。赤ん坊を売るのはまちがっている。赤ん坊を買うのもまちがっている。私たち女を、なんの感情もないかのように利用するのは、まちがっている。私たち母親が、たいていは貧乏で教育がないからといって、言い分を聞いてもらえないのは、まちがっている」（同右）。

代理母出産は「すばらしい人助け」なのでしょうか。それとも、「貧乏な」女性を「生む機械」として利用することなのでしょうか。

子宮は他人の卵も受け入れる

メアリー・ベスの場合、彼女の排卵日にあわせて、依頼人の夫の精子を子宮に入れて妊娠しました。つまり、サロゲートマザーです。ですから、卵子はメアリー・ベス自身のもので、彼女は生みの親であると同時に、子どもの遺伝学上の親です。子どもの「実母」のような存在になります。

医学的に見れば、女性が自然に妊娠したのと変わりません。このことが、代理母メアリー・ベスの「母性」を余計に掻き立てたのではないかといわれています。

けれども、「親」たちが、生まれた子どもの「取り合い」をするというケースは、代理母が依頼人夫婦の受精卵を子宮に入れた場合でも、起こっています。ホストマザーなら、子どもと代理母との間に遺伝的なつながりがありません。なので「お腹を貸すだけ」になるだろうと思っていた代理母が、いざ依頼人の受精卵を妊娠、出産すると、子どもへの愛着が湧いてしまう……というケースは、過去にも現在にも、いくらでもあります。

じゃあ、血縁者間で「代理母出産」を行なえば問題はないんじゃないかと、思う人もいらっしゃるかもしれません。たとえば、不妊の姉夫婦に代わって、妹が子どもを生んであげれば、生まれてくる子どもは、妹は子どもの生みの母であると同時に、叔母になるわけです。叔母が姪に会いに来たって、おかしくはありませんよね。

「生んだ人が母」という日本の法律下では、まず生んだ女性を母とした出生届を提出してから、養子縁組を行なって、依頼人の子どもとします。

子どもの戸籍には「養子」と書かれますが、「ぼくの本当のお母さんは誰？」と子どもに聞かれても、遺伝上の親は自分たち夫婦ですし、生みの母は、いつも可愛がってくれるお祖母ちゃんや叔母ちゃんです。

家族関係は確かに複雑にはなりますが、代理母が「子どもを返して!!」と訴える事態は避けることができるかもしれません。代理母となった祖母や叔母が子どもに会いたくなったら、会いにくることは不自然ではないですし、祖母だったら、自分の生んだ「孫」と一緒に暮らしているかもしれませんね。

ただ、血縁者が代理母を引き受けるという場合、たとえば生体間移植でも問題になるような無言のプレッシャーや期待――「血縁者だから引き受けてくれるだろう」――があるかもしれません。

人間の子宮というのは不思議なもので、身体のなかで唯一、拒絶反応を起こしにくい器官なのだそうです。依頼者夫婦の受精卵を代理母の子宮に移植した場合、その受精卵は、代理母の身体にとっては「異物」となります。しかし、自分と縁もゆかりもない受精卵であっても、代理母の子宮は受け入れて、育てることができるのです（種の継承のため、母体にとって異物である精子を受け入れるための「免疫学的寛容」によるものです）。

この子宮の「受け入れ、育む機能」を利用したのが、代理母出産です。

「自分の子であっても他人の子」「他人の子であっても自分の子」――子宮は今や女性が

「自分の子ではない子どもを生む」という、ヒトとして前代未聞の〝社会実験〟にさらされているのかもしれません。

【コラム3】 5人の親がいる子ども

自然な生殖では、生まれた子どもの親は誰か、その養育を担う親が誰なのかは、法律あるいは慣習によって明らかでした。生んだ女性が遺伝上の母親であり、その夫が子どもの遺伝上の父親と推定されてきました。そして、この二人が、子どもを養育する「社会的な親」でもありました。

けれども、生殖医療の登場によって、こうした伝統的な親子関係は崩されつつあります。女性が、自分と遺伝的つながりをもたない子どもを生んだり（代理母出産）、夫が、自分以外の男性の精子で生まれる子どもの父親になることを希望したり（DI）、夫の死後、何年もたってから、妻が夫の子を生んだりするケース（死後生殖）が出てきました。

このような場合、生まれた子どもが「誰の子なのか」が、法廷で数多く争われてきました。生殖医療によって、「遺伝上の親」「養育の親」、そして「生みの親」が分解し、場合によっては、一人の子どもに「5人の親がいる」ケースも発生しています。

＊

アメリカ・サンフランシスコの夫婦、ジョンとルアンは、自分たちの子どもがほしいと考えました。けれども、この夫婦は二人とも、子どもをつくる能力がありませんでした。そこで、ドナーから精子と卵子を提供してもらって受精卵をつくり、それを代理母となる女性の子宮に入れて、「子ども」を生んでもらうことにしました。代理母となる女性・パメラが妊娠し、夫婦は「子ども」の誕生を待つだけ――。

ところが、出産の1か月前、この夫婦は離婚してしまいました。

代理母・パメラは考えます。依頼人の元夫婦が離婚してしまった以上、夫婦と遺伝的なつながりのない「子ども」が、どちらかに引き取られても、幸せになれないのではないか。それなら、生みの親である自分が、「子ども」を養子にして、自分で育てたい、と。

しかし、パメラの訴えは、認められませんでした。

裁判所は、子どもは依頼人の元妻・ルアンが育てる方がよいと判断しました。ただし、ルアンに親権が認められたわけではありません。彼女には子どもの後見人の資格が認められただけで、子どもを育てることはできますが、子どもの法的な親にはなれませんでした。子どもとルアンとの間に遺伝的な関係がないため、彼女には「法的な母親を名乗る権利はない」とされたのです。

では、子どもの法律上の「親」は誰なのでしょうか。

誰もいないのです。「親」が5人もいるのに、「法的な親」は誰もいません。「親」がいないのに生まれてきた子どもということになります。

さらに、「後見人」として子どもを育てるルアンが、元夫のジョンに養育費の支払いを求めたところ、ジョンが支払いを拒否したので、彼女は訴えを起こしました。ジョンは、子どもとの間に遺伝的なつながりがないことを理由に、養育費の支払い義務はないと主張しました。

結局、3年後に、離婚した依頼人、ジョンとルアンが、子どもの法的な親であることが認められました。ジョンは、子どもの「父親」として、養育費の支払い義務を負うことになり、ルアンは「母親」として、子どもの親権を得ることができました。

それまでの3年間、誰が「親」なのかが法廷で争われている間、当然ですが、この子どもには、法的な「親」がいなかったことになります。

いったい何のため、誰のための代理母出産なのでしょうか。

このような生殖医療に由来する親子関係の判断は、裁判官の構成などによっても大きく変わってくるでしょう（一概には言えないのですが、たとえば男性の裁判官は、遺伝的なつながりを重視しやすいのに対し、出産経験のある女性の裁判官は、代理母出産であっても「生みの親」を優先的に「親」とする傾向があるなど）。子どもの「親」が誰かが、その都度の判決という「法的な賭け」にゆだねられてしまうことは、その子の法的地位を非常に不安定にしてしまいます。

「親になりたい」という単純な願望が、それを実現する技術の登場によって、親子関係を混乱させ、従来の家族観をつき崩してしまうという、何とも皮肉な事態が発生しているのです。

第六章　「ママたち」と精子ドナー

多様な夫婦と新しい「家族」

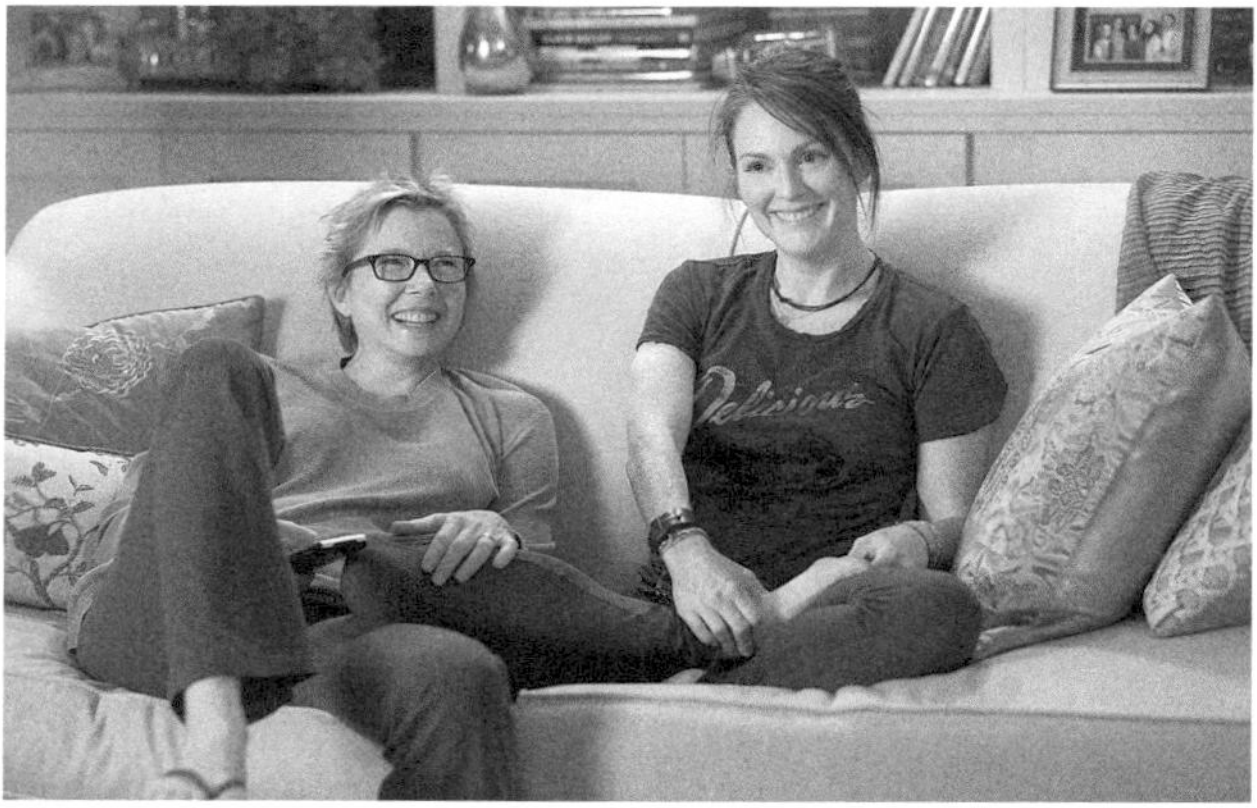

©2010 TKA Alright, LLC / UGC Ph All Rights Reserved／発売元：アミューズソフト

「君の〝提供者〟」

産婦人科医のニックとガーデニングの仕事をしているジュールスは、レズビアン・カップル。患者として運び込まれてきたジュールスを診察したのがきっかけで出会い、互いを生涯のパートナーとすることを決めました（異性同士でいうところの「結婚」ですね）。家庭をつくるなら、やはり「子ども」がほしいと、彼女たちは一人ずつ「子ども」を生みました。

18歳になった長女ジョニと15歳の長男レイザー。「ママたち」と二人の子どもの4人で、一緒に遊んだり、喧嘩《けんか》したり、叱ったり、反抗したりと、普通の家庭と変わらない生活を送っています。

女性同士でどうやって「子ども」をつくった

のかですって？　それはすぐ後で分かります。

長女ジョニは、「ママの一人」とパティオでゲームをしていました。母親がつぎの手を考えているとき、ジョニの携帯が鳴りました。見知らぬ番号です。

不審に思いながらも彼女は電話に出ます。聞き覚えのない男性の声でした。

「ジョニ・オールグッドさんですか？」

「……私ですけど」

「ポールだ。君の……〝提供者〟」

ジョニは驚いて椅子から飛び上がり、ゲームに集中している母親を残して駆け出します。

いったいどうしたの？　置いてけぼりになった母親は、きょとんとしています。

「今話せる？」

「ええ。大丈夫よ」

電話の向こうの男性は、どう言ったらよいものかと考えあぐねながら何とか言葉をつなごうとします。

「君は……ええと、調子はどう？　元気かい？」

自分でも気の利かない言葉だなぁと、男性が苦笑いしているのが分かりました。思わずジョニも苦笑してしまいます。

少し間が空いて、ポールは意を決して本題を切り出します。

「〝バンク〟のウェンディに聞いたんだけど……」

「本当は弟に頼まれたの。私は18歳。弟は15歳。電話するには年齢が……。でも会いたいって。よければ」

「君の弟？」

「つまり〝母親違い〟の弟。ママたちは一人ずつ生んだの。あなたの精子で」

「〝ママたち〟？」

「そう。二人いるの。ええ。レズビアン・カップル」

〝提供者〟ポールは、一瞬、言葉を失います。

「？……そういうことか……！　それってクールだね。（リアクションに困って）レズビアンは好きだよ」

「……そう」

「一緒に食事はどう？　君と弟で」

ジョニは思わず、何も知らない〝ママ〟を振り返ってしまいますが、弟と、そして自分が望んだことです。

新しい「家族」のあり方を描いた話題作『キッズ・オールライト』の一場面です。

（"THE KIDS ARE ALL RIGHT," ２０１０年）

バラエティに富んだ家族の誕生

オランダ、ベルギー、スペイン、スウェーデンなど、同性婚を認める国が出てきたことによって、法律で認められた「家族」は、必ずしも異性からなる婚姻に基づくものとは限らなくなってきました。アメリカでもオバマ大統領が、２０１３年の就任演説で同性婚について語り、注目を集めています。同性婚の問題は、その家庭に生まれる子どもの法的地位にもかかわってきます。子どもにとっての親も、「ママたち」だったり、「パパたち」だったり……。

生殖医療の登場によって、今や同性同士でも「子ども」をもつことができるようになりました。両方の遺伝子をもつ子どもはできませんが（今のところは。これもｉＰＳ細胞の研究が進めば可能になるかもしれません）、カップルの一方と遺伝的なつながりをもつ「子ども」をもうけることはできます。冒頭のニックとジュールスのようなレズビアン・カップルであれば、DIを用いて、ドナーの精子を自分の排卵のタイミングに合わせて人工授精すればいいのです。彼女たちは、このDIを利用して「提供者」ポールの精子で「一人ずつ生んだ」のです。

男性同士のゲイカップルの場合は、自分で生むことができないので、少し子づくりへのハードルが高くなります。代理母出産を依頼しなければならないからです。さらに、「夫婦」の一方が「性同一性障害」で「性別を変更」したケースもあります。「夫」が元女性だったり、「妻」が元男性だったり。この場合も、生物学的には同性同士の結婚になるため、DIや代理母出産などによって、カップルの一方と遺伝的なつながりのある「子ども」をもうけることが可能になります。

「家族とは、父親がいて、母親がいて、子どもがいるもの」という伝統的な家族観を維持（あるいは強化）するために進展してきた生殖補助医療（ART）が、従来の「家族」のあり方をくつがえすような、多様な性によるバラエティに富んだ「家族」の誕生を実現するようになったのです。

このような「新しい家族」は、私たちの社会にどのように迎えられるのでしょうか。

「夫」が出産？

人工授精で「夫」が出産した家庭もあり、話題となりました。

２００８年、アメリカ・オレゴン州に住む男性トーマス・ビーティ氏（34歳）の妊婦姿の写真が週刊誌上に掲載されました。ひげは濃く、胸も平らですが、お腹だけが妊婦特有のふくらみを見せています。彼は、子どもの生めない妻に代わって、みずから子を生む決心をしたのです。

「男が妊娠!?」と驚かれるかもしれませんが、実はこのビーティ氏、現在は法的に男性で、結婚して妻もいますが、元々は女性として生まれていたのです。性同一性障害のため、約10年前に性別適合手術を受け、戸籍も男性に変更し、結婚して「夫」となりました（「Coming Out おかあさんになったおとうさんのカムアウト」扶桑社「週刊ＳＰＡ！」２００８年12月９日号、１２６頁）。

夫婦は「家族がほしい」と望んでいましたが、彼の妻は長いこと子宮内膜症を患っており、子どもが生めなくなっていました。そこで、夫であるビーティ氏が「母親」になる決心をしました。彼は性別適合手術の際、子宮と卵巣を残しておいたのです。テストロン投与をやめると、４か月後に、８年間止まっていた生理が再開しました。

人工授精を行なうため、病院を訪ねましたが、9人もの医師たちから「こんなややこしい妊娠にかかわりたくない」と言われ、結局、精子バンクから精子を購入し、自宅で「セルフ授精」を行なったそうです。

ビーティ氏が懐妊を公表すると同時に、世界中のマスメディアがこのことを報道しましたが、彼はインタビューにつぎのように答えています。「男として自信をもって生きています。妻にとって、私は、私たちの子どもを生む〝夫〟という存在なのです」。また、アメリカのトーク番組内で、このようにも答えています。「子どもをもちたいという思いに男も女もない」

自然分娩で無事に女の子を出産した後、彼は『愛の出産――ある男の素晴らしい妊娠』という本を出版しました。二人目を望んでいた夫婦でしたが、後にビーティさんが第二子を妊娠したという報道もされました。

性同一性障害の「夫」と子どもとの父子関係が問題となっていた日本でも、同様のことが起こるのではないかという懸念を抱いている方もいらっしゃるかもしれません。しかし、おそらく日本では、このようなことはまずありえないでしょう。日本では、性別適合手術によって生殖器官の切除等を終えていることが、性別変更の要件となっているからです。

「子どもを生む夫」という存在はとても不思議です。報道されていなかったので分かりませんが、生まれてきた子の出生届はどうなっているのでしょうか。「生んだ人が母」というのが、一般的な母子関係の捉え方ですから、出産したビーティ氏が子どもの「母」という出生届を出し、その後、何らかの法的な手続きを経て、彼は子どもの「父」となれるのでしょうか（彼の住んでいるオレゴン州は同性婚を認めているので、別の対応があるのかもしれませんが）。しかし、そもそも法律は、男性が出産するということを想定していたのでしょうか。

レズビアン・カップルの「子育て」

冒頭のレズビアン・カップルの話に戻りましょう。

子育てをしているレズビアン・カップルの場合、かつては、過去の恋愛や結婚で男性との間にもうけた子どもを、別れた後に引き取ってパートナーと育てるというケースが多かったようです。アメリカ、ヨーロッパ、オーストラリアでも、初めは男性との結婚で生まれた子どもを、離婚後にレズビアンの家庭で育てるという状況でした。オーストラリアでの調査によると、現在では、このような以前の異性婚で生まれた子どもは、レズビアン・カップルの子どもの約半数で、後の半数はＤＩを利用した出産となっています。

日本にも子育てをしているレズビアン・カップルはいます。以前、実施された日本の同性婚カップルを対象にした調査によると、回答者683人のうち、9・1％に子どもがいました。やはり過去の恋愛や結婚で生まれた子どもを離婚後に引き取って育てるというケースが多いと思われます。また、同性婚家庭でも養子縁組が利用できるようになれば、利用して「子育て」したいという人は、17・4％、同性婚家庭に精子バンクなどのARTを利用できるような保障制度が必要だという人は、35・7％いました（「同性間パートナーシップの法的保障に関する当事者ニーズ調査」調査実施期間 2004年2月28日〜5月10日。調査結果がウェブ・サイト上に公開されています。http://www.geocities.jp/seisakuken2003/tyosa/title.html）。

当初は、同性カップルによって養育される子どもは「知能が低い」「性的な問題を起こしやすい」「社会的にも差別の対象となり、幸福になれない」などと言われ、自分がレズビアンだとカミングアウトした母親が、離婚の際に、自分が生んだ子どもの親権を得られないということもありました。最近の研究では、同性カップルに育てられた子どもが異性カップルに比べて知的に劣ることはないという結果が出ています。

冒頭の『キッズ・オールライト』の長女ジョニは、成績優秀な子どもで、秋から大学へ進学することになっていました。生まれて初めての一人暮らしが待っています。ジョニにとっ

図5　子どもを持つこと、子育てをすることについて、おうかがいします。以下の制度は同性間のパートナーシップにも必要だと思いますか？　また、その制度があったらあなたは利用しますか？

a-1　養子縁組を利用して子どもを持つこと（必要度）

	レズビアン（人）	ゲイ（人）	バイセクシャル（人）	その他（人）	無回答（人）	合計（人）	
非常に必要	65	29	41	18	3	156	22.8%
必要	71	29	41	16	1	158	23.1%
どちらとも言えない	97	49	48	22	2	218	31.9%
あまり必要でない	18	16	13	4	0	51	7.5%
全く必要でない	22	20	7	7	1	57	8.3%
無回答	23	2	7	10	1	43	6.3%
合計	296	145	157	77	8	683	100.0%

a-2　養子縁組を利用して子どもを持つこと（利用しますか？）

	レズビアン（人）	ゲイ（人）	バイセクシャル（人）	その他（人）	無回答（人）	合計（人）	
思う	55	25	29	10	0	119	17.4%
思わない	106	53	40	23	2	224	32.8%
わからない	107	64	77	35	5	288	42.2%
無回答	28	3	11	9	1	52	7.6%
合計	296	145	157	77	8	683	100.0%

b-1　精子バンク等を利用して子どもを持つこと（必要度）

	レズビアン（人）	ゲイ（人）	バイセクシャル（人）	その他（人）	無回答（人）	合計（人）	
非常に必要	59	19	32	14	1	125	18.3%
必要	57	21	30	11	0	119	17.4%
どちらとも言えない	93	52	54	27	4	230	33.7%
あまり必要でない	29	15	12	5	2	63	9.2%
全く必要でない	34	34	22	10	0	100	14.6%
無回答	24	4	7	10	1	46	6.7%
合計	296	145	157	77	8	683	100.0%

b-2　精子バンク等を利用して子どもを持つこと（利用しますか？）

	レズビアン（人）	ゲイ（人）	バイセクシャル（人）	その他（人）	無回答（人）	合計（人）	
思う	46	14	27	6	0	93	13.6%
思わない	126	70	59	33	4	292	42.8%
わからない	94	57	60	29	3	243	35.6%
無回答	30	4	11	9	1	55	8.1%
合計	296	145	157	77	8	683	100.0%

資料：同性間パートナーシップの法的保障に関する当事者ニーズ調査より

てこの夏は、家で過ごす最後のときなのです。

ポールからの電話の数日前、「ママたち」に隠れて、姉弟間で、こんなやりとりがありました。

「例の電話の件、考えてくれた?」

「私はイヤよ」

「知りたいと思わない?」

「じき大学よ。今、面倒なことはイヤ」「ママたちが傷つくし」

「なぜ二人を気にする?」「言う必要ない」

「あなたが18歳になったらやれば?」

「僕は真剣なのに」

レイザーをそっけなくあしらったジョニでしたが、心を動かされないわけではありませんでした。

その晩、彼女は、こっそりママたちの部屋に忍び込み、精子バンクの資料から「提供者のメッセージ」を探し出します。手書きのメッセージとともに、そこには、精子ドナーの子ども時代の写真も入っていました。その写真をしばらく見入っていた彼女の心のなかにも、

「ドナーはどんな人なんだろう」という興味が湧き起こってきたのかもしれません。

翌日、彼女は、資料に書かれていた精子バンクへ問い合わせてみたのです。「ドナーに会いたい」と。


「あなたの精子で生まれた女性が会いたがっています」


一方、ドナーのポールにとって、自分の提供した精子で生まれた子どもに連絡をするなんて、思いもよらないことでした。精子バンクからの連絡はまさに晴天の霹靂《へきれき》でした。

ポールはオーガニック野菜の栽培と、それを使ったシンプルな料理を出すお店を経営していました。開店準備をしているとき、彼の携帯電話が鳴ります。見覚えのない番号です。

「ポール・ハットフィールドさん？」

「そう。どなた？」

「私はウェンディ。精子バンクの者です」

（精子……バンク？）

ポールの脳裏に、20年近く前の学生時代の記憶が、おぼろげによみがえってきます。

「1991年から1993年にかけて——精子提供なさったハットフィールドさん？」

「そう。確かに僕だけど」

(自分の〝ブツ〟を提供して、お金をもらったことがあったっけ)

「当バンクは提供者の同意なしに——身元について明かすことはしません」

「それは知ってる」

「あなたの精子で生まれた女性が——連絡を取りたいと言っていますが」

(えっ？　何だって!?)

驚きが大きすぎて、半ば思考停止状態です。ポールは動かなくなり始めた頭を押さえながら、事務的な口調で答えます。

「いいですよ。……別に問題ありません」

「問題ない」と答えたポールでしたが、電話を切った後、しばし呆然とその場に立ち尽くしてしまいます。

(いったい何が起こったっていうんだ？)

その晩、ポールは恋人にことのいきさつを話しました。

「僕が19歳。大昔のことだ。僕の〝ブツ〟(staff)を使うとは思ってなかった」

大学生のとき、報酬目当てと興味本位で行なった精子提供。でも、提供した自分の精子で、まさか子どもが生まれているなんて、考えたこともありませんでした。しかも18歳に成長していて……。確かに、その精子バンクでは、自分の精子で生まれた子どもが18歳になったとき、ドナーの同意があれば、身元を開示するシステムがあったっけ。まさかそれが現実になるなんて。

「……妙な気分だ。子どもだなんて……。いろいろ知りたい」

俺の子どもか。どんな女の子なんだろう。次第に興味が湧いてきました。

ドナーのなかには、提供時には自分と遺伝的につながりのある子どもが生まれているかもしれないということを深くは考えず、自分が家庭をもってから、改めて精子提供を振り返り、ハッとするような思いに駆られたり、恐ろしい気がしてしまったりする人もいるといいます。

確かに提供するときに、18年後を想像するのは難しいかもしれません。

レズビアン・マザー・ブーム

読者のなかには、レズビアン・カップルがＤＩを利用することに異論を唱える方もいらっしゃるかもしれません。第三者の精子で子どもをもうけることができるのは、「普通の」異性の夫婦に限るべきだと。けれども、すでに30年ほど前に、レズビアン・カップルの「ベビー・ブーム」が起こっていたことをご存知でしょうか。1970年代半ばから1980年代に、レズビアンの女性たちが、提供された精子を用いて人工授精を行ない、男性との性交渉なしに妊娠、出産し始めたのです。

当時の女性たちは、自分の排卵日に合わせて、ゲイの男性などから私的に提供してもらった精子を、身近にある器具を使って自分で人工授精していました。スポイト状の器具を使って精子を送り込むだけですから、素人にも簡単にできます。日本でも以前、高校生のカップルが自前で人工授精（彼氏の精子を使いました）を行ない、妊娠したという報道がされたことがありました。このようなDIは「セルフ授精」と呼ばれ、生まれてきた子どもは「ターキーバスター・ベイビー」などと呼ばれていました。「ターキーバスター」とは、七面鳥などを焼くときに、肉汁やバターをかけるために用いられるスポイトのような調理器具のことです。これに精子を入れて自己授精していたというわけです。

この自己授精は、男性中心的な医療体制に反発するフェミニストたちに支持されていましたが、それだけではなく、同性愛者に対する差別的な医療や社会体制に対する抵抗という意味も込められていました。レズビアン・マザー・ブームと同時期に、アメリカでは「エイズ・パニック」が起こっています。

１９８０年代当時、エイズは同性愛者や薬物中毒者がかかる病気とされ、同性愛者たちが社会的差別の対象となっていたのです。このような経験を通じて、同性愛者が自分たちに対する法的保護の欠如を思い知らされたということが、レズビアン・マザー・ブームのような一種の抵抗運動を喚起し、さらに１９９０年代に起こる一連の同性婚訴訟へとつながったとも言われています。

レズビアン向け精子バンクの登場

１９８０年代には、アメリカ・カリフォルニア州に、レズビアンやシングル女性を主な顧客とした精子バンクが登場します。当時、精子バンクはレズビアンの顧客を受け入れなかったので、自己授精に頼らざるを得なかったのですが、このバンクは消費者である女性たちのために、精子の安全性をチェックしたり、精子ドナーと親権放棄の契約を交わしたりと、顧客のニーズに配慮した運営をしていました。現在では、レズビアンが運営している精子バンクもあり、日本からやって来る顧客（レズビアン・マザー希望者）もいるそうです。

他方で、精子バンクのあり方も様変わりします。精子バンクの当初の顧客は、夫に無精子症などの不妊の原因のある異性婚カップルでしたが、１９９０年代に入って、顕微授精が登場し、たった一個の精子が見つかれば、それを卵子へ入れて受精させることが可能となり、異性婚カップルの顧客が激減しました。そのため、精子バンクが見出した新たな「上客」が、レズビアン・カップルやシングル女性たちなのです。

アメリカでは1973年に「統一親子関係法」が成立したことによって、医師の手により夫の同意のもとで行なわれたDIで生まれた子は、夫の嫡出子とし、生物学的父親である精子ドナーと子どもとの関係は断たれると規定されています。つまり、DIで生まれた子は、法的にドナーとは無関係とされたのです。そのため、医療機関でのDIは、レズビアン・カップルにとっても、シングル女性にとっても、ドナーから親権を主張されることのない「安心して」利用できる選択肢となったのです。

もちろん、レズビアン・カップルにとっても、「子ども」をもうけることは、そう簡単な選択ではなかったと思います。自分たちのような同性婚カップルが「子ども」をもうけてよいのか、そうすることが子どもにとってよいことなのか、生物学上の父親（精子ドナー）のことをどうやって伝えたらよいのか、ずいぶん悩んだことでしょう。

アンドレアとブリジェットのカップルは、異性のカップルなら遭遇することはない「別の問題」を考えるためにかなりの時間を使ったといいます。

「わたしたちは、物理的にではなく、親になれるという自信を持てるようになるまで、２年かかりました。そして、『さて、どうするか』です。友だちのなかには、知り合いを使って自分たちで提供精子を使った人工授精をした人もいるけれど、わたしたちは、それはしたくはありませんでした。（アンドレア）」（『家族をつくる』67頁）

「――問題は、同性の世帯に子どもを授けてもいいのか、そうすることが子どもに対して果たしていいことなのか、また、父親を知っているとか知らないことをどう考えるべきなのか、それは私たちの場合にはどうなるのだろう、などなどでした。そうした複雑な駆け引きの中で、わたしたちはあれこれ考え、長い時間を費やしました。（ブリジェット）」（同右）

冒頭のニックとジュールスのカップルも、おそらくこのように考える時間を費やしたことでしょう。彼女たちは、生まれたジョニとレイザーに、自分たちが精子バンクを利用して、ドナーの精子で「一人ずつ」生んだことを伝えています。自分たちは生涯を共にすると誓ったレズビアンのカップルで、ママたちはあなたを無条件に愛している。あなたたちは私たちにつよく望まれて生まれてきた。他の家庭と違うからといって、何も恥じることはないと。

ドナーとの対面

いよいよドナーとの対面のときがやってきます。精子ドナーのポールと会う当日、ジョニは助手席に弟レイザーを乗せて、車で現地に向かいます。ポールが指定した場所は、彼自身の経営するレストランでした。ジョニは、隣でそわそわしている弟に言います。

「あまり期待しちゃダメ」

「期待なんてしてない」

「忠告しただけよ。ヘンな人かも。だって精子提供なんかする人よ」

「おかげで僕たちがいる。感謝しないと」

お店の前に車を止めると、子どもたちは息をのんで、店内に足を踏み入れます。ポールが出てきました。子どもたちと〝提供者〟はぎこちなくあいさつを交わし、型通りの自己紹介をします。お互い相手にどう接したらよいか戸惑い、目が合っては照れ笑いをし、うなずき合うことしかできませんでした。

精子の〝提供者〟、ポールは戸惑いを何とか抑え、二人の子どもたちに言います。

「質問があれば何でも聞いてくれ」

「ありがとう」と言いつつ、子どもたちもなかなか言葉が見つかりません。気まずい沈黙に耐えかね、ポールは弟のレイザーに話しかけます。

「レイザー、聞きたいことはないかい？　何でもいいよ」

あれほど〝精子提供者〟に興味をもち、精子バンクへ問い合わせることを何度も頼んでいたレイザーは、自分に向き合う〝提供者〟の顔をまともに見ることもできないでいます。

「とくに聞きたいってことはないんだ」

〝提供者〟ポールはその場の雰囲気を変えるため、子どもたちに聞きます。

「君は何が得意？　レイザー」

「アスリートなのよ」とジョニ。

レイザーがやっとドナーに向かって口を開きます。

「学校でスポーツは？」

「中学でバスケをやった」

「クールだね。そのあとは？」

「チームスポーツの世界に嫌気がさした。〝敵をやっつけろ！〟とかね。君は？」

レイザーは落胆を隠せずにいます。

「サッカー、バスケ、野球……チームスポーツばかり」

ポールは事態を察してフォローしようとします。

「チームスポーツを批判したんじゃない。僕が変わっているだけなんだ」

レイザーはしょんぼりしながらぽつりと言います。

「チームっていいよ」

ＤＩで生まれた子どもたちはよく、自分のアイデンティティを確認するために「ドナーに会いたい」と言います。ドナーと自分とはどんなところが似ているのか知りたいと。レイザーも、男である自分が精子ドナー（遺伝的な男親）と似ているところを確認したかったのでしょう。

別れ際、提供者ポールは二人の子どもたちと握手やハグを交わします。

「会えてよかった」

「楽しかった」とジョニ。

「またな。連絡し合おう」

〝ママたち〟と精子ドナーとの対面

やがて、このドナーとの「面会」は、ママたちの知るところとなります。それは二人の母親にとって、衝撃でした。

子どもたちの「告白」を聞いた日の晩、ニックはバスルームで歯を磨きながら、傍らにいたパートナーのジュールスに苦々しく言います。

「そりゃ、生物学的には実の父親だけど、とても不愉快でムカつく。バカにされた気分。分かる?」

「もちろん、子どもたちとの時間を誰にも奪われたくない。ジョニがうちで過ごす最後の夏だし。絶対にイヤ」

この家庭で「父親」的な役割を担ってきたニックにとって、精子ドナーの登場は、自分が築き上げてきた立場を否定されるように感じられたのかもしれません。一方のジュールスも、子どもたちの心がドナーにひかれていくのが不安でたまりません。

二人の母親も、意を決して提供者ポールに会うことにします。彼を自宅に招きいれ、一緒に食事をしようと提案します。

当日、レズビアン・カップルと二人の子どもたち、そして精子提供者ポールが一堂に会します。ニックとジュールスは、つとめて陽気に彼を迎えます。けれどもニックは、ポールに対する敵愾心《てきがいしん》を抑えるのに必死でした。ウッドデッキで、子どもたちを交えて5人で昼食をとりました。ニックがさっそく切り込みます。

「昔、あなたのファイルを読んだのよ。つまり、捜していたとき……その……精子を」

(ジュールスがたしなめようとする)

「とにかく、ファイルには〃国際関係を勉強中〃と」

「そうだったな。あれは――大昔の話だ。いろいろ考えて――大学をやめた」

ニックとジュールスは思わず顔を見合わせます。驚きを隠せません。おそらく高学歴で知性的なドナーを「選んだ」つもりだったのでしょう(精子バンクにドナーのカタログがあることについては、すでに93頁でお話ししました)。

「僕にとっては――金のムダに見えた(ニック、あきれる)。座って人の考えを聞く。本で学べばすむのに」

ニックは、茫然としてしまいます。「ファイル」の印象とはまったく違った人だったんだわ!とショックを受けているのでしょうか。

ポールはその場の空気を読んで、取り成そうとします。

「別に高等教育がくだらないとは言ってない。大学はすばらしい。ジョニにはピッタリだけど――僕は行動で学ぶ。きっと変わり者なんだ（笑）」

この日以来、ニックはドナーへの不満を募らせていきます。「鼻持ちならないわ」。これまで一家の家父長的な役割を担ってきた彼女にとって、ドナーの登場は、その座を揺るがすものと感じられたのでしょうか。あるいは、自分のパートナーであるジュールスがポールにひかれ、ひそかに逢瀬を重ねていたことを感じ取っていたのでしょうか。

その後、この家族はママたちの離婚騒動を経て、再び絆を取り戻そうとするのですが……。

ほしかったのは、提供者からの「承認」

現在、アメリカ以外に同性愛者のＡＲＴの利用を認めている国は多くはありません。英国では、２００２年にレズビアンを対象とした精子ドナーの斡旋が行なわれるようになり、２００５年にはスウェーデンで、２００８年にはオーストラリアのヴィクトリア州（ＡＲＴに対する法規制が世界で初めてできた州）で、レズビアン・カップルへのＤＩが実施可能となったそうです。

このような新しい「家族」の登場を、読者のみなさんはどのように思われるでしょうか。

おそらく一番気にかかるのが、「子どもの福祉」という観点でしょう。ジョニやレイザーがそうであったように、子どもたちに生物的な「父親」への複雑な想いを抱かせてしまったり、「レズビアン・カップルの子」というように、社会から差別されてしまったりすることも考えられます。

けれども少なくとも長男レイザーにとって、自分の存在に向き合う際に、最後まで心に引っ掛かっていたのは、提供者ポールが「お金」で精子を「売った」ということでした。些細《ささい》なことで母ニックといさかいを起こしたレイザーは、家を飛び出し、ポールを誘って悪友のクレイと遊びにいきます。母親に怒られたから、父親になぐさめてもらいたいという心境なのでしょうか。

その帰り、車のなかでポールと二人きりになったとき、レイザーはおもむろに彼に尋ねるのです。

「なぜ、精子提供したの?」

ポールはサングラスを外し、レイザーの顔を見て答えます。

「献血より面白いと思ったから」

ジョークのつもりだったのでしょう。けれども、しゅんとしたレイザーの顔を見て、冗談

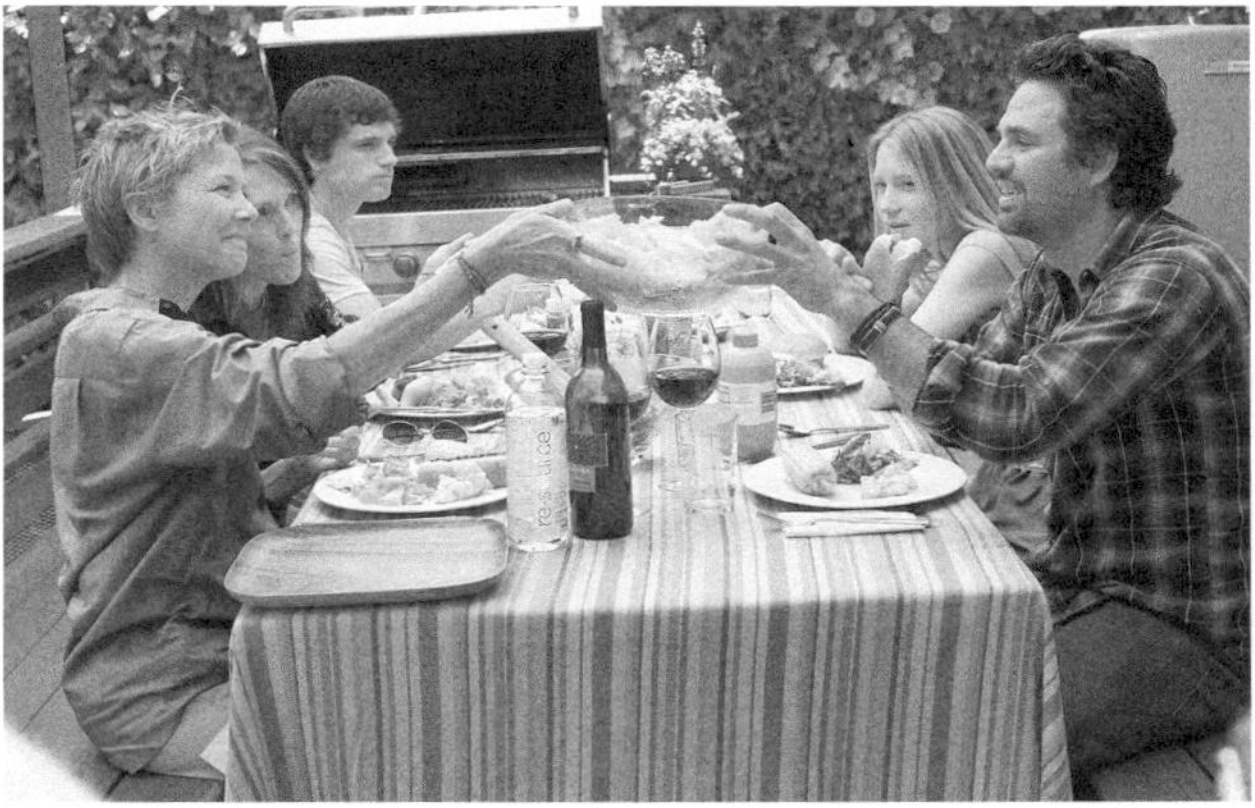

にならないと感じたのか、ポールは言い直します。

「人の役に立ちたいと思ったんだ。子どもがほしくてもできない人のために」

嘘でも、こう言わなくてはと思ったのでしょう。

「人助けだったの？」

「昔のことだ」

「幾らもらった？」

「なぜ聞くんだ？」

「ただの好奇心」

ポールは遠い記憶を手繰り寄せるようにして上を向きます。

「もらったのは――一回60ドル」

レイザーはびっくりします。「それだけ？」

たった60ドルで僕は生まれたのか……というがっかりした気持ちだったのでしょうか。

「当時の僕には大金だったけどね。今なら90ドルくらいかな」

そう言うと、ポールは初めてレイザーの顔をまっすぐ見ながら、こう付け足しました。

「でも……やってよかった」

それを聞いた瞬間、レイザーのなかで、心の奥底の声にならない欲求が急速に薄れていくのが分かりました。あえて言葉にすれば、提供者からの「承認」——生物学的な「父親」であるポールに自分の存在を肯定してもらえたことで、彼の心は初めて「満たされた」のです。

あとがき

7人に一人が「不妊」と言われる現代、「子どもがほしい」「親になりたい」というニーズを満たすべく、生殖技術はどんどん高度化していきます。また、近年は、ダウン症などの胎児の染色体変異を高確率で診断できるという新型出生前診断が登場し、「この子の親になるかどうか」という「選択」に苦悩する人たちの心情もクローズアップされるようになりました。さらに、シングルマザーというあり方を選んだママさんアスリートの登場や、DNA親子鑑定によって、自分が愛情込めて育ててきた「わが子」の遺伝上の「父親」ではないことが分かり、訴訟を起こした芸能人が話題を集めるなど、生殖という人類の普遍的な営みが、新たな角度から光を当てられ、「親子」や「家族」のあり方が、これまでになく多様な仕方で問い直されるようになってきました。

みずからの幸福を追い求めて、「子どもをもちたい」と望む不妊カップルが、生殖技術へアクセスする自由はどこまで認められるのでしょうか。

倫理学ではつぎのような問い方をします。

「人間の自由の限界を見極めることができるか」

人間の自由を制限できる根拠の一つとして「他者危害」を挙げれば、それに意義を唱える人は多くはないでしょう。「他者危害」とは、J.S.ミルが唱えた自由主義の原則の一つで、正確には「他者危害排除原則」、つまり、他人に危害を与えてはならないという倫理原則のことです。

これを用いるならば、生殖技術へのアクセスは、「他者に危害を及ぼさない限りで認められる」ということになります。生殖医療における「他者」とは誰でしょうか。自分たちの代わりに子どもを生んでくれる代理母や、精子・卵子ドナー、遺伝的なつながりのない子どもを育てるパートナー、そして、生まれてくる子どもたちです。

とかく生殖医療では、不妊に悩むカップルの「救済」にのみ焦点があてられ、生まれてくる人たちの権利や福祉（幸福）を考えることが、ずっと置き去りにされてきました。生殖技術によって生まれてくる人たちにとって、そのような技術を用いた出生の事実は、どのようなインパクトをもつのか。どこまでの技術なら「危害」にならないのか、そして、どこからが彼らにとっての「危害」になるのか。

吉田秋生の作品『ＹＡＳＨＡ――夜叉』（小学館コミック文庫、２０１３年）には、中絶された胎児の卵子で生まれた青年が登場します（女性の卵子は、本人が生まれる前から――胎児のときから――卵巣にセットされています）。彼は、そのようなみずからの出自を告白しながら、自分の母親は「人間ではない」、そして自分は「化け物だ」と語っていました。

実際に、イギリスの医療施設では、卵子ドナーの恒常的な不足を解消するために、中絶された胎児の卵子を使って不妊治療を行なうというアイディアが検討されたことがありました。高価で不足しがちな卵子が、胎児から「手軽」に入手できるうえ、ドナーが胎児なら、自分の卵子に対して所有権を主張するなどのトラブルを回避できると考えたのです。しかし、これはやはり生まれてきた「子どもの福祉」に反するという非難に直面することになりました。このような出生は、生まれてくる子どもにとっての「危害」になると思われたのです。

これまで既成事実として実施されてきた「通常」の生殖技術であっても、生まれてくる人にとっては、そのあり方が「危害」になることだって、もちろんあります。その典型的なケースが、ＡＩＤで生まれた人たちの出自を知る権利と、ドナーの匿名性との対立をめぐるジレンマでしょう。精子ドナーやＡＩＤを利用するカップルにとって、よしとされてきた「匿名の原則」が、ドナー、すなわち自分の生物学的な父親を知ることのできない子どもたちにとっては、とても深い「悲しみ」「欠落」になっているのです。日本でも、慶応大学のAIDによって生まれた「AIDチルドレン」たちが声を上げ始め、実名で「子どもの出自を知る権利」を主張する人も現れてきました。

近年の生命倫理の大きな特徴は、生殖医療で生まれた子どもたちが成人し、みずから技術をめぐる議論のテーブルにつき、自分たちの立場を主張し始めるようになったことです。生殖医療の議論の主な当事者（ステイクホルダー）は、次第に、親から子へと拡大しつつあるのです。

生殖医療で生まれてくる人たちの心情を、誰が予測し得たでしょうか。それを利用した親たちでさえ、子どもたちの置かれることになる状況や苦悩を想像することは難しかったでしょう。子どもたちの人権や福祉（幸福）を考えるうえで、彼らの気持ちをくみ取ることが必要です。

さらに、生殖医療になじみのない一般の人たちには、科学技術の力を借りてまで子どもがほしいと望む「不妊カップル」の心情を理解することも難しいかもしれません。ゲイのカップルが子どもを望んだり、生物学的時計の秒針におびえる女性が「卵子凍結」を考えたり、「生める時期」を過ぎても「生みたい」「親になりたい」と望んだりすることは、「科学の濫用」「たんなるわがまま」に思われるかもしれません。また、「死後生殖」の判例や「卵と子宮の一致」へのこだわりなどに見られるように、現行の法律や学会のガイドラインは、新たな生殖技術の可能性とそのニーズに対して、必ずしも柔軟な対応を示してはいません。

序章でもお話ししたように、生殖医療のもう一つの特徴は、この「温度差」です。生殖技術を利用する親と生まれてくる子ども、彼ら当事者とその他の人たち、「不妊治療」を受ける「患者」と医師たち――互いの間にある認識のギャップを埋めることが議論を進める大事なステップとなります。

そのため本書では、海外ドラマや映画、小説などを引用して、生殖医療にかかわる人たちの心情を捉えやすくするような工夫をしてみました。さらに、生殖技術で生まれた子どもたちの現状や心情、生の声に多くのページを割きました。技術の是非は、それを利用する現代の人たちだけでなく、生まれてくる子どもたち、未来世代の視点からも検討する必要があると思うからです。

本書でお伝えしたかったのは、生殖医療の目新しさだけではありません。つぎつぎと繰り出される生殖技術の進展に、法律や倫理が追いついていけなくなっている状況下で、それを利用することをあえて選択した（選択せざるをえなかった）人たちの心情や、「技術」によって念願の「わが子」を腕に抱くことのできた人たちの喜びや、そのことによって予想もしていなかった倫理的ジレンマの渦中に投げ出された人たちの苦悩に光をあてることによって、当事者(生殖医療にかかわる人たち)と非当事者(それを傍から冷静に、あるいは批判的に見ている人たち)との認識の隔たりに〝橋〟を架けたかったのです。

診断技術が発達するにつれて、見つかる「異常」は増え、医療技術が進歩するにつれて、治療すべき「疾患」の範囲も拡大します。かつては「自然」に受け入れられていた「不妊」も、新たな技術の登場によって、治療できる「疾患」と見なされるようになっていき、「子どもがいないこと」への「あきらめ」や「受容」、あるいは「子どもをもたない」というカップルの選択を難しくしてしまっているようにも思われます。

技術そのものはあくまでも中立的で、それを人類の幸福に役立てられるか、それとも社会に混乱を引き起こすかは、それを使う人間の「選択」にかかっている——とも言われますが、「願望」「欲求」が実現できる技術の存在自体が、その状況に置かれた人びとに希望を与えたり、プレッシャーを負わせたりすることはままあります。

とくに「生殖」の問題は、「夫婦(カップル)には子どもがいて当たり前」「親になって一人前」などといった伝統的な家族観や社会的通念と密接に関係しており、当事者たちがいやおうなしに「技術へのプレッシャー」にさらされるという状況下にあります。あるいは、こうした「子どもがいて当たり前」という社会通念を、カップル自身が知らぬ間に内面化し、自覚のないまま「子どもがほしい」「子どもをつくらなければ」という願望に駆り立てられていることもあるでしょう。

出生前診断の進展もまた、「元気な子どもがほしい」というごく当たり前の親心から、技術があるのだから「健康な子どもを生まなくては」という無言の圧力へと変わっていく可能性をもっています。

技術の進歩は、人類を自由にするのでしょうか。それとも特定の価値観を人びとに押し付け、「抑圧」することになるのでしょうか。

出生前診断を受けた東尾理子さんが、２０１１年10月17日、朝日新聞のインタビューに答えて、つぎのようにコメントしています。

「技術が進歩しても、人の心や教養がそれについていけていないと感じる。医療の進歩がいいのか悪いのか。個人として判断できるだけの知識を、これからはもつ必要があると思う」

21世紀に入り、医学そのものが大きな変貌を遂げつつあるなか、医療技術・生命操作と伝統的な人間観、価値観との間に生じる多くの難問について、私たち一人一人が、具体的な判断の枠組みを身に付けることが求められているのではないでしょうか。

本書がそのための手がかりの一つとなれば幸いです。

最後に、本書の企画を一緒に考えてくださった、光文社新書の三野知里さんに心から感謝申し上げます。

小林亜津子

主要参考文献・資料

『セックス・アンド・ザ・シティ』シーズン2、パラマウント・ジャパン、2013年
NHKクローズアップ現代「産みたいのに産めない——卵子老化の衝撃——」2012年2月14日
NHK取材班編著『産みたいのに産めない　卵子老化の衝撃』文藝春秋、2013年
河合蘭『卵子老化の真実』文春新書、2013年
加藤尚武『脳死・クローン・遺伝子治療——バイオエシックスの練習問題』PHP新書、1999年
『セックス・アンド・ザ・シティ』シーズン3、パラマウント・ジャパン、2013年
マーク・J．ペンほか『マイクロトレンド——世の中を動かす1％の人びと』日本放送出版協会、2008年
『カレには言えない私のケイカク』（原題“The Back-up Plan”）アメリカ映画、ソニー・ピクチャーズエンタテインメント、2010年
ケン・ダニエルズ著、仙波由加里訳『家族をつくる——提供精子を使った人工授精で子どもを持った人たち』人間と歴史社、2010年
NHK教育『にんげんゆうゆう』「不妊夫婦の決断・父を捜す〝姉妹〟の旅」2002年1月21日
大野和基「ドキュメント・AID（非配偶者間人工授精）」第5回「遺伝的な〝兄弟姉妹〟を探す」講談社「G2」、2013年6月16日閲覧
荻野美穂「生殖技術と新しい家族の形態」丸善出版『生殖医療』シリーズ生命倫理学6、2012年
BS世界のドキュメンタリー「〝ドナー150〟を探して——精子提供者と子どもたち——」2011年10

月25日
ザ！世界仰天ニュース　ＤＮＡスペシャル　パート３「ミスター・パーフェクトの謎」２００７年９月５日
『人生、ブラボー！』（原題"STARBUCK"）カナダ映画、パラマウント・ジャパン、２０１１年
池庄司祐子『ＤＩ児の望ましい福祉――非配偶者人工授精で生まれた子どもたち――』早稲田大学文化構想学部、２０１２年
歌代幸子『精子提供――父親を知らない子どもたち』新潮社、２０１２年
岩上安身「政府法案に物申す――野田聖子議員に聞く」医学の世界社『産婦人科の世界』第57巻10号、２００５年10月号
毎日新聞「論点」２０１３年３月17日
石原理『生殖医療と家族のかたち――先進国スウェーデンの実践』平凡社新書、２０１０年
『ガタカ』（原題"GATTACA"）ソニー・ピクチャーズエンタテインメント、アメリカ映画、１９９７年
「ハリウッドチャンネル」２０１１年１月６日
『私の中のあなた』（原題"My Sister's Keeper"）アメリカ映画、ギャガ、２００９年
読売新聞、２０１２年７月11日
産経新聞、２０１２年９月19日
サイエンスミステリー　ＤＮＡⅣ第二章「ある女性の選択」２００８年２月
海堂尊『ジーン・ワルツ』新潮文庫、２０１０年
金城清子『生殖革命と人権――産むことに自由はあるのか』中公新書、１９９６年
須藤みか『エンブリオロジスト――受精卵を育む人たち』小学館、２０１０年
毎日新聞、２０００年６月16日

主要参考文献・資料

『シバジ』韓国映画、１９８７年
レナーテ・D・クライン編、フィンレージの会訳『不妊——いま何が行われているのか』晶文社、１９９１年
『キッズ・オールライト』（原題“THE KIDS ARE ALL RIGHT,”）アメリカ映画、アミューズソフト、２０１０年
「Coming Out おかあさんになったおとうさんのカムアウト」扶桑社『週刊ＳＰＡ！』２００８年12月９日号
吉田秋生『ＹＡＳＨＡ——夜叉』小学館コミック文庫、２０１３年
朝日新聞２０１２年10月17日

小林亜津子（こばやしあつこ）
東京都生まれ。北里大学一般教育部准教授。京都大学大学院文学研究科修了。文学博士。専門はヘーゲル哲学、生命倫理学。映画や小説などを題材にして学生の主体性を伸ばす授業を心がけ、早稲田大学でも教鞭をとる。著書に『看護のための生命倫理』『看護が直面する11のモラル・ジレンマ』（ともにナカニシヤ出版）、『はじめて学ぶ生命倫理』（ちくまプリマー新書）、共著に『近代哲学の名著』（中公新書）、『倫理力を鍛える』（小学館）などがある。

生殖医療《せいしょくいりょう》はヒトを幸《しあわ》せにするのか　生命倫理《せいめいりんり》から考《かんが》える

2014年3月20日初版1刷発行
2020年11月30日　2刷発行

著　者 ── 小林亜津子
発行者 ── 田邉浩司
装　幀 ── アラン・チャン
印刷所 ── 堀内印刷
製本所 ── 榎本製本
発行所 ── 株式会社光文社
東京都文京区音羽1-16-6（〒112-8011）
https://www.kobunsha.com/
電　話 ── 編集部03（5395）8289　書籍販売部03（5395）8116
業務部03（5395）8125
メール ── sinsyo@kobunsha.com

 ISBN 978-4-334-03789-5